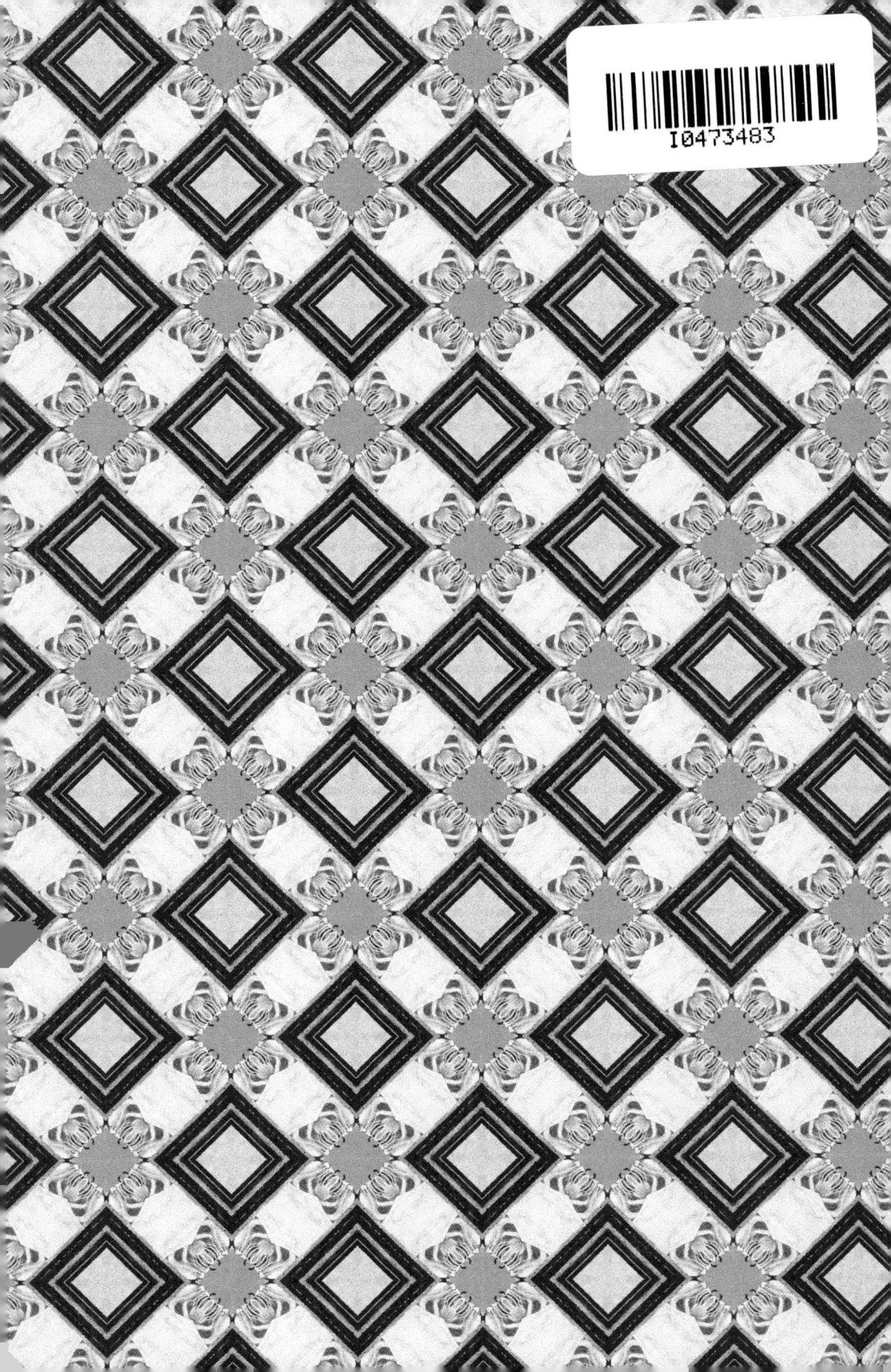
I0473483

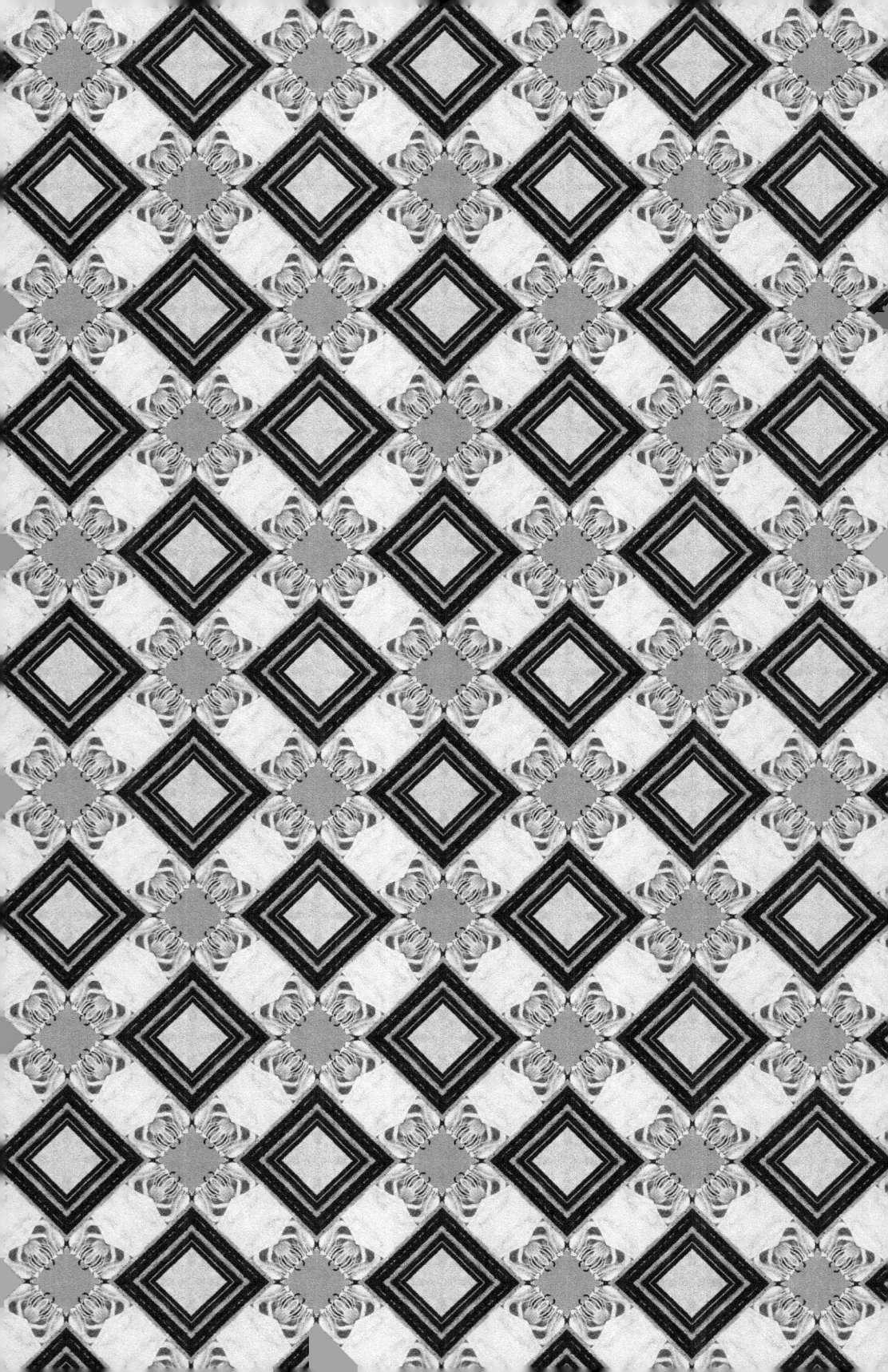

EL PRINCIPIO DEL DOBLE EFECTO:

ANÁLISIS Y APLICACIONES

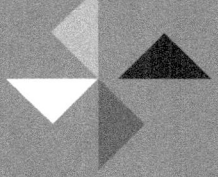

EL PRINCIPIO DEL DOBLE EFECTO: ANÁLISIS Y APLICACIONES

José Enrique Gómez Álvarez

Domingo López Rodríguez

Aliosventos Ediciones

© 2019. Todos los derechos reservados por Aliosventos Ediciones AC.

José Enrique Gómez Álvarez

Domingo López Rodríguez

El principio del doble efecto

© 2019. Todos los derechos reservados por Aliosventos Ediciones AC.

Primera edición, 2019.

Colección Biblioteca de filosofía

Diseño de portada: Teresa Camacho
Diseño editorial: Juan Antonio García Trejo
Cuidado editorial: Juan Manuel Escamilla González Aragón

Aliosventos Ediciones AC. Cardenal 32, Zibatá, El Marqués, Querétaro, 76269. Teléfono: 4424678838. www.aliosventos.com / www.alios.mx Correo-e: contacto@aliosventos.com.
Se prohíbe la reproducción parcial o total de esta obra —por cualquier medio— sin el permiso previo y por escrito del editor.

ISBN	978-107-25318-9-0
ISBN de la edición digital:	978-607-98482-0-0
ISBN de la edición impresa en México:	978-607-97998-9-2
ISBN de la edición impresa en el resto del mundo:	978-109-35503-7-5

Todos los derechos reservados. Se prohíbe la reproducción total o parcial de esta obra sin permiso escrito de Aliosventos Ediciones AC, así como su almacenamiento, con excepción hecha de cualquier reproducción expresamente permitida por la ley y de agregadores, bases de datos y repositorios científicos. Cualquier consulta relacionada con los derechos de la obra debe ser dirigida a: derechos@aliosventos.com

Producido, con amor, en México. Impreso en varias latitudes: México, Estados Unidos, Reino Unido, Francia, España, Italia, Japón.

EL PRINCIPIO DEL DOBLE EFECTO:

ANÁLISIS Y APLICACIONES

José Enrique Gómez Álvarez • Domingo López Rodríguez

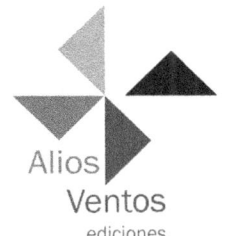

Alios
Ventos
ediciones

Esta investigación ha sido sometida al arbitraje ciego realizado
por autoridades en la materia.
Es publicada con el aval del Consejo Editorial de la Colección Biblioteca de Filosofía
de Aliosventos Ediciones y ha sido impresa digitalmente
y producida siguiendo estándares que aseguran su continua disponibilidad.

•

La presente obra es publicada con el respaldo de la
Academia Nacional Mexicana de Bioética.

Introducción

El pensamiento filosófico, o mejor todavía, la actividad filosófica se centra en el análisis conceptual. Este libro busca dilucidar, o pensar de nuevo, el llamado principio del doble efecto, que se constituye en uno de los llamados principios de perplejidad moral. Este principio puede enunciarse como: es lícito ejecutar un acto que produzca un efecto malo bajo ciertas circunstancias. Estas circunstancias pueden enunciarse así:

1. Que la acción realizada sea buena en sí misma, o al menos indiferente.

2. Que el fin del agente sea obtener el efecto bueno y sólo se tolere el malo.

3. Que el efecto primero e inmediato del acto sea el efecto bueno.

4. Que exista una causa proporcionalmente grave para actuar.

El lector puede vislumbrar varios problemas: ¿Qué es un acto indiferente? ¿Qué es proporcionalmente grave? ¿El efecto malo previsto es realmente no buscado? Entre otros muchos. El principio del doble efecto es, así, un modo para enfrentar la realidad de los dilemas morales; o sea, cuando nos vemos obligados a elegir entre males forzosos o bienes que conducen a males. Este libro realiza un análisis del principio del doble efecto llevándolo al campo de la Bioética, tanto a partir de fuentes tradicionales como de autores contemporáneos.

La importancia de su estudio consiste en que es un principio muy utilizado en temas de ética aplicada, pero aún autores de la misma raíz ideológica, como el personalismo, no logran en ocasiones ponerse de acuerdo en cuanto sus aplicaciones. El principio del doble efecto aparece, así, para algunos autores, como un artilugio para enfrentar dificultades morales como un modo de evadir el respeto de la norma moral. Otros pensadores, como se verá en los capítulos, lo defienden como un principio heurístico que sirve para dilucidar mejor los dilemas morales. De cualquier forma, este libro busca que el lector piense a detalle y desde muchos ángulos este famoso principio.

Otro modo de describir el libro es afirmando que tiene un estilo escolástico, pero no reduciendo sus fuentes a esta tradición filosófica. El PPD es abordado en su dinámica antropológica, es decir, reconociendo la complejidad e individualidad en su aplicación. Se establecen varias formulaciones y se comentan a la luz de la antropología sus méritos y dificultades.

En el capítulo 1 se analizan nociones como los efectos extrínsecos e intrínsecos del acto humano, entendiendo por los mismos la intervención o no intervención de la libertad. Asimismo, se analizan las distinciones del papel de la voluntad en esos mismos actos. El capítulo quiere mostrar así lo complejo de la distinción entre acto directamente querido al tolerado que es común en la argumentación con la doctrina del doble efecto.

Partiendo del análisis del acto se pasa a la definición de la doctrina del doble efecto. En este aspecto se plantea si puede haber diferencias entre el principio del doble efecto y la doctrina del doble efecto. En consecuencia, se discuten diversas formulaciones propuestas de la doctrina tratando de demostrar cómo no hay un consenso respecto a su formulación y consiguiente aplicación. Se esboza que la respuesta se debe encontrar desde el personalismo, considerando el bien integral de la persona como el punto de partida y llegada al aplicar dicho principio.

El capítulo 2 busca abordar los elementos gnoseológicos y antropológicos que subyacen o dan un matiz a la doctrina del doble efecto. Se señala, por ejemplo, la visión positivista del hombre y se le compara con el personalismo dinámico.

El capítulo 3 es lo más interesante de este trabajo o, al menos, el núcleo de interés de los autores: su aplicación al campo de la Bioética. Aquí surge el gran problema que es el hilo conductor de todo el trabajo: si el principio (doctrina) del doble efecto se debiera interpretar sólo como un recurso argumentativo *ad hoc* que sólo busca "justificar" lo injusticable moralmente: el aborto, el homicidio en defensa propia, ciertas guerras, la muerte de pacientes al suspenderles tratamientos, entre otros. Así, están los que defienden que es posible aplicarlo como un principio de excepción y de licitud, pero sin convertirlo en un principio arbitrario de la moral; esto, sobre todo, al utilizar el principio de proporcionalidad que, a su vez, constituye una de las instancias de la propia doctrina del doble efecto. Por otra parte están los que consideran el Principio como un recurso laxista moralmente. Los ejemplos bioéticos que se analizan para ejemplificar los pros y contras de la doctrina son el aborto, la experimentación clínica en seres humanos y la anticoncepción. Asimismo, se agrega al final del capítulo otros problemas bioéticos como los siameses y la guerra justa.

La propuesta del libro es utilizar un modelo dinámico: integrar los aspectos antropológicos y de argumentación lógica del principio en un contexto ontológico o metafísico. Se trata de aplicar lo positivo o pragmático, considerando las implicaciones trascendentes de la persona, concretamente su libertad.

Uno de los retos de elaborar un libro en conjunto, consiste en armonizar las aportaciones de diversos sistemas filosóficos que buscan expandir el conocimiento bioético y hacer pensar al lector de manera interesante. Así, el libro trató de equilibrar el énfasis en la argumentación, por un lado, y los fundamentos ontológicos del principio del doble efecto.

El libro, en consecuencia, no es un manual sobre el tema del doble efecto. Busca, como se ha apuntado ya, señalar las problemáticas que genera su utilización. Trata de hacer ver la riqueza y complejidad del razonamiento, que no puede reducirse así a una aplicación de fórmulas abstractas, constituye más bien una deliberación sobre el bien humano en el acontecer de individuos productivos y éticos.

Capítulo 1.
Marco teórico de la doctrina del doble efecto

Definición

El principio fundamental de la DDE lo constituye el hecho de que la relación que se da entre las causas y los efectos del acto humano es la plataforma para distinguir los efectos diferenciados en grupos de dos en una relación de exclusión lógica.[1] Esta división fundamental de los efectos del acto, considera a algunos como hechos controlables, (especialmente los inmediatos —porque la mente los identifica con facilidad—). Otros efectos en cambio, incluso cuando se lleguen a identificar, no se pueden controlar, aún cuando se elija no pretenderlos.

Los efectos que no se pueden controlar son aquellos que, por ejemplo, cuando producen daño, ponen a quien los elige en situación de duda respecto de la elección, ya que quien los elige no solamente es consciente del daño que provocará, sino de que se trata de un daño que no se puede evitar pero que en sí mismo es inaceptable, y que en otras circunstancias (en que si se pudiera evitar) haría también inaceptable la elección de esa acción.

Por la conciencia (del daño provocado y a la vez, del bien querido) que implican y por el dominio de la propia voluntad para llevarlos a cabo, en esos actos se requiere explicitar de forma más detallada la presencia de la libertad. Esta reflexión lleva la problemática de poner la atención en la responsabili-

---

1   Evidentemente sería impreciso pensar en que es posible tener presente todas las posibilidades actuar en favor o en contra de un fin determinado, de lo cual se sigue que al mismo tiempo sería imposible tener presente o agotar cualquier posibilidad tanto de bien, o evitar todo posible mal en cualquier acto libre. Sin embargo, no se contrapone a lo señalado el hecho de que se sigan unos "patrones" o reglas, aportados por la moral, con el fin de discernir el "campo" o ámbito de certeza de bondad o maldad de el acto. En relación al principio tomado como "campo" que unifica los criterios de verdad, en este caso en la moral, consúltese "sistema" en AAVV. *Diccionario Enciclopédico Universal Océano Color, vol. VI* (Córdoba, España- México: Editorial Océano, 1993).

dad por intencionar un acto con efectos buenos y malos;[2] responsabilidad que queda sujeta (por la capacidad de intervenir) al fin pretendido (bueno o malo), no obstante conllevar los efectos no intencionados.[3]

Para diferenciar ambos grupos de efectos, se les denominará como *efectos intrínsecos*[4] y *efectos extrínsecos*. Los primeros son aquellos en que sí es posible controlar que se generen (al menos relativamente) en la consecución de la acción, sean o no intermedios (cuando no se identifican con el fin necesariamente pero, por el hecho de ser intencionados, se convierten en fin "intermedio" para el fin definitivo. Por ejemplo, el efecto de dejar caer un objeto al suelo). Tales efectos por lo general son empíricamente verificables de manera inmediata en la acción. Los efectos extrínsecos, son aquellos en que es de difícil control provocar que se generen o no como resultado de la acción. La dificultad radica en que no se pueden evitar en los actos morales de doble efecto (por ejemplo, el efecto de la decisión que tomará alguna persona libremente). Estos, por lo general no se verifican directamente en la acción, equivalen siempre a los intermedios en la cadenas de acciones. Lo

---

2   Se entiende que se generan simultáneamente no solamente porque se den de hecho en el tiempo, sino además porque la sola consideración lógica del acto permite inferir tales consecuencias, luego el hecho de que sean simultáneos, puede inferirse con una estructura lógica rigurosa que permita inferir a partir de las conclusiones la congruencia con el bien de la persona. así por ejemplo, se puede cuestionar moralmente la proporcionalidad de medios aparentemente ilícitos, pero con una validez lógica que se sigue de su necesidad. Ver: Ángel Rodríguez. "Reflexiones éticas sobre las vacunas elaboradas a partir de células provenientes de fetos humanos abortados", *Medicina y Ética*, vol. 17, núm. 2, abril-junio de 2006, pp. 85 a 97.

3   La relación de la responsabilidad y la intencionalidad, tiene como base, el sentido que se da a la última. La intencionalidad, puede establecerse sólo como producto subjetivo del deseo o ideal, independientemente del efecto o hecho concreto que se produce. Pero la intención puede ser también producto a la vez de la determinación subjetiva, también de las circunstancias concretas de la acción, y de las normas, produciéndose con ello, "intenciones", consecutivas, en la determinación de una intención que las engloba. El resultado es que la responsabilidad que de esa intencionalidad se sigue no se limita solo a lo abstracto, como deducida de un principio, ni sólo a lo útil, como inferida de una necesidad. Ver: Laura Baca. 1996. "Ética de la responsabilidad", *Revista Mexicana de Sociología*, vol. 58, núm. 4, octubre, pp. 37-49. Según esto último, *en ocasiones, la responsabilidad no se aplica a algunos efectos*, por el hecho de que escapan a cualquier forma de prevenirse por parte del agente del acto (por lo cual son llamados impropiamente por algunos autores "no intencionados"). Esto se sostiene, aún cuando haya existido la intención de provocarlos, pues de otro modo no se llegaría al fin, además de que en otras circunstancias no se asumiría tal intención. En cambio, cuando los efectos sí pueden ser prevenidos, aún en el caso de que no sean intencionados, provocan una responsabilidad en el agente. Así entendida la intencionalidad, consiste en una capacidad de actuar de la libertad en circunstancias complejas en que se provocan diversos efectos para conseguir un fin bueno. No se trata de la justificación de medios malos con un fin bueno, sino de analizar, *porqué sí, o porqué no, sería moral el uso de determinados medios en el fin buscado*. Esta diferenciación de la responsabilidad se fundamenta en el hecho de que algunas veces tanto los efectos intencionados como fin, así como los intermedios ("no intencionados"), son *inherentes* al acto.

4   El uso de las nociones intrínseco y extrínseco, además de las ya señaladas de la doctrina de la *causalidad* de Aristóteles, se toman de este filósofo y se aplican en la filosofía de la acción humana con el fin de aclarar la naturaleza moral o inmoral de tales acciones.

que cabe señalar es que unos y otros se dan realmente una vez que se pone el acto. A esta se le puede denominar "doctrina del doble efecto".[5]

Por lo tanto, atendiendo a los efectos producidos por el acto humano, se propone la siguiente división:

Los *efectos intrínsecos* son aquellos a los que mueve la voluntad mediante la intención. El fin siempre se identifica con uno. Son directos, si la voluntad los consiente en una acción cuyo objeto (fin) es querido libremente ("acto voluntario *in causa*"),[6] y en la cual interviene o controla[7] (por ese fin), tanto materialmente como formalmente, independientemente de que genere o no

---

5   Aunque la DDE se enfoca a la evaluación moral, siempre tiene como marco de referencia la lógica de estos conceptos (efectos intrínsecos y extrínsecos), ya que no existe una libertad plena en la definición del acto si no se hace en referencia a esos hechos. Es por ello, que la misma moralidad de los actos varía no sólo porque haya presencia de intencionalidad o ausencia de la misma en los efectos, sino también por el hecho de que la intención y los efectos estén necesariamente vinculados o no en el hecho, dando por resultado que sean extrínsecos o intrínsecos.

6   Existen autores que, difieren en el sentido que dan al voluntario "in causa". Tal diferencia se debe solamente al enfoque, el cual consiste en un caso al referir la voluntad sea *por su efecto* o, en caso contrario, *como causa*. En la presente investigación se han tomado los elementos de ambos enfoques para explicar la DDE, de modo que, si se toma la voluntad en cuanto causa, se explica su estructura como causa intrínseca o extrínseca. Si, en cambio, se asume el enfoque de la voluntad a partir de sus efectos, entonces son los efectos los que se estudian en cuanto intrínsecos o en cuanto extrínsecos.

7   La intervención de la voluntad en los efectos se identifica con la acción libre, y tiene tanto sentido positivo como negativo; es decir, se aplica tanto por la intervención en el efecto mediante actos positivos ordenados a producirlo, como también "actos de omisión", también ordenados a generarlo. A su vez, la omisión puede entenderse en varios sentidos: 1. Se omite la valoración del acto moralmente inaceptable, cuando se afirma que no es reprobable ya que la persona que lo ejecuta está siempre en el contexto de *un sistema, del cual depende realmente la responsabilidad del acto (principialismo)*, y en consecuencia se omite la responsabilidad personal. Un estudio que presenta una crítica en ese sentido es: Michael Coughlan, "¿Moral Evil without Consequences?" *Analysis*, vol. 39, núm. 1, enero de 1979, pp. 58-60; 2.

    En la postura de omisión de la evaluación moral del acto, también puede atribuírsele al acto en sí mismo una "neutralidad moral" por llevarse a cabo en determinado ámbito de la realidad. Por ejemplo, cuando se afirma que la ciencia y la tecnología son moralmente neutrales, luego no son más que instrumentos cuya construcción no obedece a fines, intereses y valores, sino que estos se persiguen solamente usando a la ciencia como producto acabado y no como promotora de los mismos a partir de su propio desarrollo, luego hacer ciencia en tal sentido no tiene porqué valorarse éticamente. Para una critica a la neutralidad moral de la ciencia, consultar: León Olivé, *El bien, el mal y la razón. Facetas de la ciencia y de la tecnología* (México, Paidós-UNAM, 2000), pp. 86-87. En un sentido diverso, sobre la neutralidad moral de la ciencia, por considerar que los valores son simplemente ilusiones humanas consultar: Mario Bunge, *Ética, ciencia y técnica* (Argentina, Editorial Sudamericana, 1996), pp. 39-41; 3.

    Finalmente, la omisión también puede ser resultado de no poner alternativas en actos que generan daño con el fin de evitar éste, sino que se justifica que no se tiene *la intención* de provocar el daño, para no tener que buscar alternativas. Una crítica de tal postura la ofrece el estudio de: Livio Melina, "La cooperación en acciones moralmente malas contra la vida humana". En Ramón Lucas, *Comentario Interdisciplinar a la Evangelium Vitae* (Madrid, Biblioteca de Autores Cristianos, 1996), pp. 467-490.

algún efecto adicional (inherente-posible de inferir)[8] que aislado, sería contrario a la moral.[9]

Los *efectos extrínsecos*, son los que se producen sin intervención (plena) de la voluntad, por ejemplo, cuando sólo se generan "materialmente", ya que en ellos no existe un conocimiento pleno que permita controlarlos; tal es el caso de aquellos de los que se desconoce que pueden suceder. Pero también pueden generarse sólo "formalmente", y en tal caso, también la intervención de la voluntad no es directa, por ejemplo, en el caso de no haber una constatación empírica; sin embargo, se buscan explícitamente como medios para el fin. Sea porque se desconozca el efecto secundario que se va a producir, o porque no se puede intervenir materialmente en él, se dice también, que se produce como una "necesidad natural", es decir, su presencia no está sujeta al control por parte de la voluntad.[10]

El común denominador de ambos aspectos lo constituye el hecho de que, al llevar a cabo el fin, se conoce que tales efectos son inherentes al fin; de lo cual se sigue que la definición de los efectos, en los cuales interviene la voluntad, aún en los que están presentes unos efectos dañinos, resulta de su análisis de las características de los efectos implicados en el fin buscado. Se producen cuando la voluntad se dirige a una acción cuyo objeto (fin), genera efectos que no son queridos (implicados en el "acto voluntario *indirecto*"), o que no debieran ser queridos, en virtud de que el efecto implicado (y conocido), de ser aceptado, sería contrario a la moral.

Definir los efectos en estos dos grandes grupos, en un principio, facilitará la ubicación en uno u otro las acciones voluntarias y las no voluntarias[11] y,

---

8 Como se analizará más adelante según lo que se observa (vgr., p. 50), los efectos no son necesarios en el caso de la voluntad, como lo serían en fenómenos físicos o materiales. Ver: Hessen, Johannes. *Tratado de Filosofía* (trad.: Lucía Prossek Prebisch, Buenos Aires: Editorial sudamericana, 1962), p. 181.

9 No se evade ni deja de considerar la expresión "externa" o verificable de la acción humana, pero se hace notar que no es por sí misma criterio de valoración moral, sino siempre en referencia a la intención, y por tanto a la voluntad. Así entendido, el concepto de acto libre hace referencia al de Sto. Tomás, ya sea con voluntariedad directa o voluntariedad indirecta. Por ejemplo: Tomás de Aquino. *Suma de Teología* (Madrid: BAC, 2001), par. I-II, q. 6, a. 5, pp. 107-108.
   La epistemología del acto se desarrolla en el capítulo 2. Sin embargo, sobre el punto que en este apartado se trata, puede consultarse también Aurelio Fernández. *Teología Moral I* 3ª ed. (Madrid: Facultad de Teología, 1999), p. 427. Se trata de una distinción fundamental entre actos voluntarios queridos y actos voluntarios no queridos, ya que es común identificar los actos voluntarios con efectos no queridos con "involuntarios", por el hecho de que sus efectos perjudiciales son conocidos o previstos pero no queridos, luego, la acción se pretende justificar como "indirecta", en el sentido de no ser voluntaria, luego no implicar una *responsabilidad* moral. Ver Philippa Foot, *Las virtudes y los vicios. Y otros ensayos de Filosofía Moral* (trad.: Claudia Martínez, México: Instituto de Investigaciones Filosóficas, UNAM, 1994), pp. 36 y ss.

10 Esta figura de los efectos (extrínsecos) está presente en actos de doble efecto en que incluso la muerte de una persona puede ser un efecto extrínseco, a pesar de ser de un valor absoluto, pero resultar no como resultado de la intención directa de la persona.

11 Las voluntarias se toman en este contexto como aquellas en que los afectos son provocados por

posteriormente, permitirá evaluar la moralidad correspondiente, por la relación de la voluntad con la posibilidad de evitarlas.[12]

Cuando los efectos están sujetos al control de la persona, necesariamente son provocados por la intención y corresponden a los efectos intrínsecos, los cuales siempre se regulan moralmente, es decir son objeto de valoración moral. Sin embargo, en ocasiones es incierto el control que la voluntad puede tener sobre un efecto; es decir, no siempre coinciden con el valor que se atribuye al fin querido, por lo cual los efectos producidos en tales circunstancias corresponden a los efectos extrínsecos, los cuales sólo se regulan y son objeto de valoración moral, en conformidad con principios morales que responden a las exigencias del bien de la persona.

Lo anterior significa que, para la aplicación de la lógica, un grupo de efectos siempre va a ser sujeto de evaluación moral (aquellos en que interviene la voluntad), mientras que el otro no siempre (aquellos en que por no intervenir la voluntad, están sujetos a la relación de proporción[13] respecto al fin). Se puede tomar como ejemplo sencillo, que la ciencia Bioética busque obtener nuevos conocimientos para el control de enfermedades mediante la

---

la voluntad y las involuntarias, aquellas en que los efectos no son provocados por la voluntad. Por tanto, si son provocados por la intención los efectos *siempre* se regulan moralmente; es decir, son objeto de valoración moral. Si no son provocados por la intención, *sólo* se regulan y son objeto de valoración moral, *cuando sí se pueden evitar o existen alternativas, por no estar vinculados de modo inherente ambos grupos de efectos.*

12 La nota característica de la DDE se centra en el análisis detallado de la posibilidad de que con la acción humana que se realiza se puedan (técnicamente), *evitar o no,* unos efectos que pueden de daños graves, y a la vez, esa posibilidad se relacione con la libertad de la persona. Significa que la "posibilidad de evitar una acción", no se refiere a una determinación preestablecida mediante una norma o regla sino que tal posibilidad también tiene una significación técnica. Es decir, que técnicamente sea posible la evitación o realización de la acción. Y es esa posibilidad técnica la que define la urgencia de evitarla o propiciarla mediante la voluntad la acción. Dicho en otras palabras, no toda acción técnicamente posible es moralmente aceptable por el uso de la voluntad respecto a la misma. Por lo cual, la evaluación de la acción supone un análisis previo de la posibilidad de la misma, y no solamente de hechos ya dados y en los cuales no se tenía la intención de provocar un daño. Este análisis permite observar que la DDE, se refiere a la conducta humana referida especialmente a la esencia del hombre mismo, de la naturaleza y del Absoluto. Así entendida la conducta humana, requiere un análisis más detallado y no se aplica a toda acción cotidiana ya que haría prácticamente imposible actuar, por la urgencia de analizar en detalle toda acción.

13 La noción de proporción que aquí se establece es fundamental para el entendimiento de la disertación que se lleva a cabo en la investigación presente y consiste en establecer una relación de la triada: voluntad-efectos-normas. Y se explica del siguiente modo: una vez que se ha establecido que la moralidad necesariamente evalúa las acciones en las cuales la voluntad interviene en el efecto, este principio permanece vigente aún en casos o circunstancias en que no existe una reglamentación moral, como es el caso de la vida privada, la vida interior o la vida espiritual. Sin embargo, existe un ámbito en el que al conducta, no obstante que la voluntad no necesariamente interviene en los efectos, esa conducta es evaluada mediante las normas por los efectos que produce. En este ámbito, La proporcionalidad se pierde cuando las normas se aplican sin referencia al fin buscado que implica a la persona, sino sólo a los efectos tomados de modo independiente (consecuencialismo), o cuando se aplican sólo al fin sin considerar los medios (fin bueno con fines malos). El problema, en este sentido, es que en uno y otro caso, el acto debe valorase respecto al elemento común que es el bien de la persona. Si éste cede a bienes diversos, se produce una desproporción no aceptable moralmente.

biotecnología genética, por ejemplo la clonación. En ésta, el ADN de una especie de bacteria se transfiere a otras especies.

La inserción de los genes potencialmente nocivos en bacterias que ordinariamente no hacen daño, como las que se encuentran en el aparato digestivo, llevaría a consecuencias no conocidas en ese momento y, por ello, no se pueden llevar a cabo de manera indiscriminada,[14] no sólo por el simple hecho de que no se conozcan los efectos, sino porque, los ya conocidos implican la potencialidad dañina de los genes.

La división lógica señalada de los efectos centra la atención en las acciones en que está presente la libertad.[15] Con ellos, se busca aclarar de qué se es responsable en ellas, y de qué no. Y, en consecuencia, poder explicar porqué se es o no responsable. Se parte para ello de señalar que tales acciones (libres) se regulan por preceptos morales fundamentales o comunes a cualquier cultura (por ejemplo, aquello que se conoce que es bueno y aquello que se conoce que es malo) y siempre son objeto de valoración moral (por ejemplo, no matar). Luego, los principios morales fundamentales son los que implican a la persona por cuanto implican sus actos libres.

En este orden señalado, la DDE, se justifica, como conjunto de teorías que hacen referencia a la ética, por cuanto analiza la interpretación en la que se basa un juicio moral sobre la acción de la persona y también hace referencia a la moral, por cuanto analiza la responsabilidad en actos de doble efecto.[16] Así por ejemplo, permite dirimir la responsabilidad de actos en los que se aplica el principio moral de *no matar*. Se trata, en cada caso, de señalar si el principio conserva su vigencia o si habría que considerar casos como el de la muerte en defensa propia. La validez de la justificación para cada caso, según la DDE, no se centra sólo en la rigidez o prescripción legal, sino, ante todo en la consideración de la intervención de la libertad en los efectos del acto. De lo anterior se sigue que no necesariamente es libre un acto en el que una persona pierde la vida mediante un acto de defensa propia toda vez que no exista la posibilidad de intervención de la voluntad para no matar al otro y

---

14 Por ejemplo, Alan Bittles, "Perspectivas médicas, éticas y legales de la nueva genética", *Perspectivas Bioéticas*, vol. 8, núm. 7, 1999, pp. 11-27.

15 El eje de reflexión de la presente investigación son los principios morales, ya que los mismos permiten no solamente establecer una lógica en la evaluación de los actos, sino que fundamentan tal reflexión en la referencia a la libertad, por ser ésta la causa en el nexo que vincula los actos generados mediante la responsabilidad de la persona. Puede consultarse al respecto, un excelente estudio en: José Carlos Arbellán, *Bioética, autonomía y libertad* (Madrid, Fundación Universitaria Española, 2006).

16 Actos que en el mismo hecho, provocan efectos buenos y efectos malos. Ver: Benedictus Henricus Merkelbach. *Summa Theologiae Moralis*, 3ª ed. (vol. I, Desclée de Brouwer et Soc., Pasisiis, 1938), pp. 172-174. De este hecho, la regla moral con que se evalúan tales actos adquiere el nombre de "principio de doble efecto" Ver: Joseph Magnan. "A Historical Analysis of the Principle of Double Effect". *Theological Studies*, vol. 10, núm. 1, marzo de 1949, pp. 41-61.

conservar la propia vida; es decir, toda vez que entre los efectos esté inherente el de la muerte de una persona.

Con este ejemplo se busca expresar que la DDE no tiene mayor problema para entenderse; sin embargo, las posibilidades de su aplicación pueden hacerse tan complejas como la misma creatividad y alcances técnicos del área donde se aplique.

De la variabilidad de la estructura del acto moral, resulta no sólo la multiplicidad de sus efectos, sino que también refleja, la multiplicidad de sus causas. Esto explica que, dada la variabilidad de las causas de los efectos para cada acto, varía también la calificación moral de los efectos. Un grupo que, lógicamente, siempre va a ser sujeto de evaluación moral, porque en los efectos interviene la voluntad, puede variar en su estructura,[17] dependiendo de la relación establecida entre la libertad y los efectos (cuando intervienen además de la libertad, otras causas), con lo cual, en ocasiones será moralmente aceptable y en otras ocasiones será inmoral, aunque en ambos contextos implique un daño.

Se resalta que lo que evalúa la moral con la DDE es la figura de adecuarse a lo bueno en el presente y en el futuro (es decir en las consecuencias o efectos), y no sólo el hecho de que acontezca o no acontezca esa realidad de modo cuantificable o empírico. Lo que esto quiere decir es que la estructura del acto no es meramente "natural", en el sentido de generarse sin repercusiones ni efectos que van más allá de lo empírico, sino que está determinada también por realidades que pueden ser desconocidas por la persona y la trascienden, por lo cual el acceso a las mismas no se puede hacer sin considerar los daños posibles a la vida, el equilibrio natural de las especies, el orden natural en general y el referente al Absoluto, entre otras realidades.

Esta estructura justifica la regulación moral de los actos poco ordinarios, en el sentido de que se elaboran con ajuste a sistemas complejos de los que se generan los efectos, como la consideración del futuro en la investigación científica.[18]

---

17 El estudio que ofrece la DDE, por ser de suma importancia, se desarrolla ampliamente a partir de una fundamentación gnoseológica en el capítulo 2.

18 El ámbito de investigación científica se basa en las aportaciones de datos empíricos, pero no puede ser ajena a las exigencias de la moral. Esta es la razón por la que resulta complejo el análisis de los actos ordenados a crear ciencia, por estar abiertos a infinidad de posibilidades. Sin embargo, debe señalarse que guardan unas líneas precisadas mediante *objetivos*, los cuales no pueden establecerse al margen de la libertad y respeto a la vida humana inocente. Por lo tanto, los avances logrados no deben generarse con actividades desproporcionadas e indiscriminadas, para su progreso y creatividad. Tales avances, son aceptables moralmente por su congruencia con las realidades que trascienden al estudio mismo (por ejemplo la libertad, la persona, etc.), es decir porque no las contraviene ni destruyen (M. Aluja y A. Brike, coords., *El papel de la ética en la investigación científica y la educación superior*, 2ª ed (México: Academia Mexicana de Ciencias - Fondo de Cultura Económica, 2004). Si esto se analiza desde el punto de vista jurídico, se puede afirmar que las iniciativas de

Puede afirmarse que los sistemas complejos también inciden en la vida ordinaria, y no por ello se aplica la DDE en toda la vida ordinaria, lo cual explica el hecho de que por ejemplo en los sistemas sociales, las personas tienen que realizar a veces acciones mediante la aplicación de la DDE en el principio de "cooperación al mal", por lo cual esas acciones conforman excepciones mientras no existan alternativas viables (posibles técnicamente y al alcance de la persona) para realizar un objetivo ordinario. Por lo tanto, los actos pueden tener una validez moral tanto por la intencionalidad como por la justificación de su necesidad imperante y de trascendencia para el cuidado de la vida humana, en que de no aplicarse las consecuencias podrían ser peores.

En la DDE, la acción no puede evaluarse sin considerar, como parte de la misma, el fin hacia el que tiende y que se realiza en los efectos. En la relación que se establece, los efectos, además de consistir en estar vinculados por determinarse por un mismo fin, también tienen una relación de contrarios o contradictorios. Esto se debe a que, mientras que algunos efectos coinciden con fin y al mismo tiempo con el bien de la persona, otros, en cambio, generan un daño y, en ese sentido y sólo a partir de que producen ese daño, son contrarios al bien de la persona. Un ejemplo bastante discutido al respecto es el bien querido de un paciente para evitar el dolor mediante la muerte cuando ya no hay remedio.[19]

Es indudable que la muerte nunca puede ser un bien, pero el planteamiento en este caso consiste en determinar si es válida la acción que lleva a la muerte con el fin de evitar un sufrimiento excesivo.[20] Aunque la primera alternativa aparente sería la de optar por evitar el sufrimiento, no puede, sin

reforma de ley, por ejemplo, debieran estar animadas no sólo por la antelación o preeminencia de unos intereses o grupos de reglas sobre otros (como sucede en decisiones para obtención de unos determinados bienes, por encima de decisiones de más riesgo), sino por la referencia a la integridad de la persona expresada en su libertad.

19 Algunos autores con perspectivas en debate son: Lino Ciccone, "La eutanasia y el principio de la inviolabilidad absoluta de toda vida humana inocente". En: Ramón Lucas, *Comentario Interdisciplinar a la Evangelium Vitae* (Madrid: Biblioteca de Autores Cristianos, 1996), pp. 452-465; Martín Farrell, *La ética del aborto y la eutanasia* (Buenos Aires: Editorial Albeledo, 1993); M. Scott, *La negación del alma. El problema de la eutanasia* (trad. Elizabeth Casals, Buenos Aires: Emecé Editores, 1999); J. Carlet, L.G. Thijs, M. Antonelli, J. Cassell, P. Cox, N. Hill, Ch. Hinds, M. Pimentel, K. Reinhart, B.T. Thomson, "Challenges in end-of-life care in the ICU. Statement of the 5th International consensus conference in critical care: Brussels, Belgium, april 2003". *Intensive care medicine*, vol. 30, núm. 5, mayo de 2004, pp. 770-784; Donna L. Dickenson, "Are Medical Ethicists out of Touch? Practitioner Attitudes in the US and UK towards Decisions at the End of Life". *Journal of Medical Ethics*, vol. 26, núm. 4, agosto de 2000, p. 254-260.
Más concretamente, como un debate en la aplicación del principio del doble efecto al problema de la eutanasia, consúltese: Judith Kennedy, "The Rule of Double Effect and its Role in Facilitating Good End-of-Life Palliative Care (A Help or a Hindrance?)", *Journal of hospice and palliative nursing*, vol. 6, núm. 2, abril-junio 2004, pp.125-135.

20 Por ejemplo Martín Farrell, *La ética del aborto y la eutanasia* (Buenos Aires: Editorial Albeledo, 1993), pp. 101 y ss.

embargo, determinarse un criterio semejante sin hacer referencia a el marco moral (contexto) que fundamente dicha acción.

Conviene, pues, profundizar en la naturaleza que adquieren los efectos de la decisión ética. Entendiendo que el fin admite diversas formas de llevarse a cabo; se infiere que puede llegarse al mismo fin también por diferentes grupos dobles de decisiones (que por sus efectos, unas provocan daño y otras no, o lo producen con menor gravedad). Valorando tales efectos, puede preverse y elegirse aquellos que no generen un daño significativo (pues de no hacerlo la misma acción se constituiría en inmoral), y entonces poder contextualizar tal apreciación respecto de unos principios fundamentales por tener como referente a la persona humana. Es preciso señalar en este punto que el daño provocado no puede evaluarse conforme a "una corazonada", o lo que la persona "cree", y ni siquiera de una mera derivación lógica que no tome en cuenta el valor real de la acción[21] expresado en las normas morales.

La evaluación se realiza conforme a la DDE, ya que se hace referencia a la vez, a unas reglas morales, y a unos principios fundamentales (ética), criterio básico que más arriba se ha señalado característico de la DDE. Esta afirmación es la que permite identificar los grupos de dobles en los que se podría aplicar la DDE conforme a normas[22] y criterios (en caso de no haberlas) correspondientes a cada área del conocimiento, es decir, para definir la moralidad en la determinación del daño provocado por los efectos de un acto.[23]

Siguiendo con el ejemplo citado del paciente terminal con un sufrimiento excesivo, la norma moral impide quitar la vida o que la persona tome la

---

21 Ya sea lo subjetivo o lo social, constituyen diversos ángulos de interpretación, por lo cual una reflexión que obedezca tan sólo a estructuras lógicas, sin atender a sus referentes conceptuales, en este caso, gnoseológicos y antropológicos, haría imposible una propuesta realista: "¿es posible aceptar partes de una interpretación o se necesita aceptarla o rechazarla completa? Yo creo que las diferentes relaciones que se establecen entre los elementos del conjunto que constituye el marco conceptual, permiten ambas posturas" (Raúl Alcalá, "Hermenéutica, verdad y realidad". En: AAVV. *Inter Alia Hermenéutica*, México, UNAM, 1995, p. 171).

22 El principio directamente relacionado con la DDE, es el principio del efecto, ya que constituye su aplicación.

23 En un fundamentalismo, se pretende definir una cantidad determinada de principios o reglas morales, para basar en ellos toda decisión. En el estudio presente se deja abierta la posibilidad de inferir principios y reglas morales a partir de unos principios fundamentales. Para una reinterpretación de la DDE dos son los principios fundamentales: *El principio del doble efecto*, y la *referencia a la persona*. La aplicación que se hace respecto al daño provocado es que aún cuando la moralidad no se determina solamente por los daños provocados, sin embargo es necesario considerarlos en la evaluación moral del acto (respecto a la incertidumbre en sistemas no determinísticos se remite a las pp. 78 y ss.) La consideración de los daños provocados exige para hechos más complejos como el aborto o la eutanasia, el estudio sistemático de los criterios de los profesionales dedicados a ello, con el fin de establecer parámetros en los que es válido un margen de riesgo, y otros en los que moralmente es inadmisible. Esos parámetros se centran básicamente en establecer el respeto a la vida de la persona por encima de cualquier otro criterio. Ver: Ignacio Carrasco de Paula. 2005. "El concepto de persona y su relevancia axiológica: los principios de la bioética personalista", *Medicina y Ética*, vol. 16, núm. 3, julio-septiembre, p. 209.

opción de quitarse a sí misma la vida. Este principio lo que valora es el bien máximo que es el respeto y cuidado de la vida humana, por lo cual es moralmente irrenunciable. Luego, la valoración no se refiere a una acción simple de hacer o no hacer, sino de considerar cuáles son los efectos de la decisión que realmente están siendo congruentes con el cuidado y respeto mencionados, independientemente de que al final se llegue de uno u otro modo a la muerte, o a una acción que la provoque, por ser un destino natural de la persona.[24]

En el ámbito moral, la relación doble entre efectos inherentes a un fin común, se determina no sólo a nivel natural (empírico), sino que admite la determinación por parte de la voluntad de la persona. Esto significa que existen dos niveles esencialmente distintos en el modo de entender lo que es doble:

- Como relación de entes o grupos de entes (efectos) que en duplos contribuyen a un fin.
- Y como relación de entes o grupos de entes en duplos (efectos), cuyo fin es determinado voluntariamente por la persona.

El elemento común a las dos dimensiones de la relación doble es que se trata de duplos de efectos o de grupos de efectos ordenados a un mismo fin. Y el elemento distintivo entre ambas dimensiones es que, aunque en ambos casos se utiliza el término doble (para designar la relación de los duplos en orden a un fin determinado), sin embargo, tiene un sentido analógico, ya que en la intervención de la voluntad, el fin no es determinado sólo en un ámbito natural, entendido éste como lo empírico, como efecto necesario producido por causa necesaria.

Con el análisis de la definición de la DDE, se puede deducir que:

- Se trata de una teoría en el sentido de análisis detallado y a la vez constitutivo de reglas y principios que hacen posible evaluar moralmente actos de doble efecto, sin evadir la responsabilidad moral, respecto a los efectos.
- Los actos humanos que analiza o estudia son aquellos en que su fin u objetivo se genera en el contexto de un doble conjunto de hechos o realidades.
- Los hechos o realidades a que hace referencia la DDE (por estar implicados por los actos humanos de doble efecto) son *efectos* en un doble sentido:

---

24 Por ejemplo: Mary Warnock, *Guía ética para personas inteligentes* (trad. Pedro Tena, México, Fondo de Cultura Económica, 2002), pp. 27-50. Los ejemplos propuestos por la autora citada, permiten abrir la reflexión en temas importantes para la bioética, los cuales, además de que tienen la característica de ser de doble efecto, también, exigen se hagan con precisión y detalle lógico. De este modo se llega a paradojas irresolubles desde un punto de vista estrictamente lógico.

1. efectos[25] que constituyen propiamente el fin de la intención y,
2. efectos que constituyen hechos reales que acontecen independientemente de la intención.

Esta valoración tiene la particularidad de establecer una relación de proporción[26] entre los efectos del fin de la intención y los efectos que se dan de hecho, al margen de la intención.[27] La proporción entre los dos aspectos de la realidad implicada en la decisión del actuar moral involucra no sólo a la intencionalidad subjetiva, sino también a la realidad objetiva y, por lo tanto, la obligación moral de proponer alternativas.

Se trata de una proporción según la cual la valoración moral se sigue de la realidad concreta del acto de doble efecto, realidad que abarca tanto el efecto que se tiene como fin, como los efectos inherentes a ese fin, los cuales no se buscan voluntariamente. Señalado esto, parece apropiado a continuación hacer un análisis de la realidad concreta en que se inserta el efecto del acto de doble efecto, para ello se propone una definición real de la DDE.

Definición real

La teoría del doble efecto es una doctrina moral que sostiene que las acciones deliberadas implican múltiples efectos, entre los cuales se distingue uno intencionado directamente sobre el cual se puede intervenir, respecto de un grupo sobre el que no se puede intervenir y del cual no existe una responsabilidad[28] moral predeterminada[29] para quien lo causa intersubjetivamente.

---

25   Ya sea que los efectos se produzcan al margen de la intencionalidad o que sean producto de la misma, pueden ser entes de razón (si aún no acontecen y son meramente potenciales), pero también pueden ser hechos reales, si ya se han producido y se pueden verificar en una opción moral ya ejecutada. La reflexión en este punto señala la necesidad de establecer que tales efectos, se den o no, constituyen el horizonte en el que se desarrolla el acto humano, luego, considerarlos no es cuestión meramente de una actitud esencialista infértil.

26   Para distinguir la valoración del acto por la proporción entre los fines buscados y los medios empleados, con el fin de evitar daños graves, es necesario poner en perspectiva el problema para dilucidar en él la búsqueda del bien de la persona, de otro modo se convertiría en un proporcionalismo.

27   Un excelente estudio para la elaboración de criterios proporcionados sobre situaciones de daño grave, atendiendo a los aspectos subjetivos del paciente (relación ordinario-extraordinario) y a las posibilidades técnicas ofrecidas por la ciencia (relación proporcionado-desproporcionado) es ofrecido en la obra: Mauricio Calipari. *Curarse y hacerse curar. Entre el abandono del paciente y el encarnizamiento terapéutico* (trad.: María Florencia Castellano Terz, Buenos Aires: Editorial de la Universidad Católica de Argentina, 2007).

28   El sentido de la responsabilidad que se señala, no se refiere simplemente respecto a cualquier tipo de hechos, sino fundamentalmente a los que implican el bien humano, en el presente y en el futuro. De ahí la importancia de contextualizar los actos humanos y la toma de decisiones por su repercusión en los efectos que aún no acontecen pero que pueden comprometer seriamente la integridad de la persona. Ver: Hans Jonas, *El principio de responsabilidad. Ensayo de una ética para la civilización tecnológica* (trad. Javier Ma. Fernández Retanga, Barcelona: Editorial Herder, 1995).

29   Las normas morales, a diferencia de las jurídicas, no pueden ser coercitivas, ni su evaluación ser

Doctrina moral

La DDE constituye un conjunto de conocimientos contenidos en una disciplina filosófica (ética), y por tanto, de índole racional, pero referida al hecho concreto (moral), en que se verifica la acción de la persona para ordenarla y evaluarla interdisciplinarmente conforme a unos primeros principios. Esto significa que, de modo sistemático y ordenado, mediante los principios morales procura alcanzar su objetivo: el análisis y la regulación de la acción humana.

Acción deliberada, libre o voluntaria

En el contexto moral tradicional, el concepto acción se ha distinguido, del concepto del acto.[30] Esta diferencia obedece a que se ha entendido el acto más como una actividad de las facultades volitivas e intelectivas, es decir, como actividad interna (no siempre verificable empíricamente) de la persona.[31] En cambio, el concepto de acción se ha vinculado más a las actividades físicas o externas de la persona.

Se puede justificar que se tomen ambos conceptos como sinónimos, en virtud de la unidad físico-espiritual de la persona.[32] Pues es la persona, en última instancia, el sujeto "último" de valoración moral, y en ella recae la

---

completamente predeterminada, ya que, en primer lugar, trascienden a las del derecho (positivo). Su atención se centra en la expresión de la libertad humana, luego, el derecho nunca puede estar por encima de ellas. No obstante, las diferencias entre unas y otras radica en la multiplicidad de expresiones morales según los contextos culturales. Así, en conformidad con la DDE, la norma moral promueve la *responsabilidad de los actos por intervenir en el futuro*, y mediante éste, en el bien humano potencial. Es así que, hace referencia al esclarecimiento de los efectos como correspondencia o distanciamiento de un compromiso ético en el cual, la persona se proyecta en su *libertad* como *fin en sí misma*.

30 Ferreres propone las siguientes condiciones: "tres cosas se requieren para que un acto sea humano [es decir, para que una acción se considere acto], a saber, que proceda: a) de la voluntad, b) ilustrada por el conocimiento intelectual, y c) dotada de libertad" (Juan Ferreres, *Compendio de Teología Moral (I)*, Barcelona, Editor Eugenio Subirana, 1920, p. 16). Para Aristóteles, así como para Sto. Tomás, las acciones pasan a ser actos cuando interviene la voluntad. Así, de entre las acciones que el hombre realiza, sólo pueden considerarse propiamente *humanas* aquellas que son propias del hombre en cuanto libre. El hombre se diferencia de las criaturas irracionales en que es dueño de sus actos. Por eso, sólo aquellas acciones de las que el hombre es dueño pueden llamarse propiamente humanas. El hombre es dueño de sus actos mediante la razón y la voluntad; así, se define el libre albedrío como facultad de la voluntad y de la razón. Llamamos, por tanto, acciones propiamente humanas a las que proceden de una voluntad deliberada. Ver: Tomás de Aquino, *Suma de Teología* (Madrid: BAC, 2001), par. I-II, q. 6, a. 1-2, pp. 102-105.

31 Ver: Ernesto Müller. *Theologia Moralis*, 10ª ed.(Ratisbonae: Sumptibus et typis Friderici Pustet, 1925), p. 340 y ss.

32 Para un análisis interesante de la unidad de la persona, se sugiere la lectura de la analogía entre figuras geométricas y dimensiones de la persona, tales como la unidad de un cilindro, no obstante de tener fondo y volumen, así como la persona no pierde su unidad en la diversidad de sus dimensiones, por ejemplo la biológica y la espiritual (I. Carrasco de Paula, M. Mangione, "Comparación entre V. E. Frankl y Emmanuel Mounier: una reflexión antropológica y metodológica", *Medicina y Ética*, vol. 17, núm. 3, julio-septiembre del 2006, pp. 177-188).

responsabilidad: sea que su voluntad sea manifiesta de modo verificable o simplemente en su intención.

Efectos múltiples

La acción humana exige una atención detallada no sólo porque produce efectos intencionados libremente, sino porque, ocasionalmente, algunos efectos no se producen por la intervención de la voluntad y, sin embargo, conllevan un daño, lo cual cuestiona acerca de la moralidad de realizar tales actos. En ocasiones, esos actos obligan, sea moralmente o desde el punto de vista de exigencia de la ley positiva.[33] Otras ocasiones, no obligan normativamente, pero sí desde la DDE, ya que aún no existiendo una norma concreta, existe el principio fundamental de búsqueda de alternativas. Para poder analizar con todo detalle los aspectos implicados en las acciones de efectos múltiples, señalaremos a continuación esos aspectos que permiten distinguirlas desde una reflexión filosófica. Como ya se ha señalado, puesto que el efecto es el correlato de la causa partiremos para la explicación de los efectos, de la consideración de la realidad entendida como causa o a partir del principio de causalidad.

En esta parte, primeramente se explican los conceptos relativos a la *causalidad*:

- El concepto de "intrínseco" aplicado a la causa[34] se utilizará para indicar que existe una relación de causalidad directa[35] entre la intención de la voluntad y el fin del acto (independientemente de la bondad o maldad de sus efectos): es decir se interviene en el control de los efectos para la consecución del fin.[36]

---

33 Los casos concretos de la obligación y el doble efecto son analizados concretamente con el principio del mal menor.

34 Las nociones de *voluntarios directos* e *indirectos* aplicados a la causa no tienen como objetivo definir la bondad o maldad (responsabilidad) en el acto ya realizado, sino la potencial intervención-no intervención de la voluntad en los efectos del acto. Esclarecen la relación entre la causa y los efectos intrínsecos o bien, los efectos extrínsecos futuros en los cuales actúa (y es responsable). Dicha causa en el presente se da en acto.

35 Que tratándose de entes no substanciales no es causa propiamente, sino medio por el que se manifiesta una causa. De modo que, cuando se habla de que la intención es causa del acto o del efecto que produce el acto, es en sentido *analógico*. Lo mismo se aplica para todos los demás entes no substanciales (Tomás de Aquino, *Del ente y la esencia. Del Reino*, trad. Mons. Luis Lituma P., Alberto Wagner, Antonio D. Tursi, Buenos Aires, Editorial Losada, 2003) pp. 72 y ss).
    Un análisis de las diversas instancias de mediatez o inmediatez en el acto de doble efecto puede consultarse en Robert Hoffman, "Intention, double effect, and single result", *Philosophy and phenomenological Research*, vol. 44, No. 3, marzo de 1984, pp. 389-393.

36 Inciden en este punto tanto el concepto de libertad como el de voluntariedad en la acción, y en este sentido se identifica con el concepto acuñado en la moral clásica como "voluntario in causa" (Jos Aertnys, *Theologia Moralis, vols. I-II*, 12ª ed,. Marietti-Torino, Italy: Casa Editrice, 1932, p. 10). Este concepto equivale al de acto libre y, por lo tanto, moralmente responsable. En sentido diverso, se

- Se distinguirá del anterior, el concepto extrínseco también aplicado a la causa, pero con el cual se indica que existe una relación de causalidad indirecta entre la intención de la voluntad y el fin del acto: (independientemente de los efectos observados directamente): se interviene sin un control completo sobre los efectos en la consecución del fin.
- Tanto en la causalidad directa o intrínseca, como en la causalidad indirecta o extrínseca, el agente causante puede actuar de manera observable y comprobable (y se le denomina inmediato al efecto que provoca), o de manera no observable (y se le denomina superior al efecto que provoca).[37]
- De lo señalado se puede inferir que el concepto de extrínseco aplicado a la causa, hace referencia no sólo a una sino a múltiples posibles causas extrínsecas en el acto,[38] y que son todas aquellas causas ajenas a la voluntad que obedecen a leyes que no puede determinar la voluntad.[39]

En el acto se dan causas intrínsecas en el sentido de que dependen de la voluntad a través de la intención, y también causas extrínsecas en el sentido de que dependen de otras leyes (naturales). La "doble causalidad" es, en conformidad con lo señalado, la referencia de proposiciones a la persona en cuanto causa de la intención con que se lleva a cabo la acción y, además, la referencia de proposiciones a leyes diversas a la libertad de la persona que actúa, por ejemplo, otras leyes naturales o la voluntad de otras personas, que también intervienen como causas de los efectos que acompañan a la acción intencionada.[40]

Tanto en la causalidad intrínseca como en la causalidad extrínseca, la relación de causalidad produce como resultado diversos efectos. Para distinguir tales efectos se les conceptualiza, dependiendo del tipo de causa que los produce como:

utiliza el concepto de voluntario indirecto, ya no para señalar la libertad, sino la intervención como capacidad de influir mediante la voluntad en el efecto (Aurelio Fernández, *Teología Moral (I)*, 3ª ed., Burgos, Madrid, Facultad de Teología, 1999, pp. 484 y 485).

37 Como se ha señalado, la referencia fundamental de la causalidad se encuentra en Aristóteles. Al respecto, puede encontrarse un desarrollo interesante de su aplicación en la moral en: Jean Marie Aubert, *Compendio de la moral católica* (trad. Miguel Montes, Valencia-México, Edicep-Librería Parroquial de Clavería, 1989).

38 Se considera en este punto el hecho en cuanto que hace referencia no sólo a múltiples causas, sino por esto mismo, también hace referencia a múltiples efectos.

39 Por ejemplo, aunque la voluntad determina el ser de la persona en su condición existencial-concreta, sin embargo, no la determina en su causa, es decir en cuanto a la naturaleza que le corresponde.

40 La alusión de la doble causalidad es un concepto argumentativo que permite distinguir la licitud de los actos de doble efecto, a partir de la relación entre la persona y el efecto final, y a partir de la moralidad de tal relación (porque el fin buscado conviene a la naturaleza e integridad de la persona); entonces, se juzga la moralidad de los medios por su congruencia con tal fin. Las proposiciones se pueden referir a ambos órdenes de la realidad —la persona como ente no meramente material, y el efecto como realidad comprobable—. Ver: Jean Hyppolite, *Lógica y existencia* (trad.: Luisa Medrano, Barcelona, Herder, 1996, pp. 177-205).

- efectos intrínsecos: si resultan del control de la voluntad que actúa como causa intrínseca.
- efectos extrínsecos: si no resultan del control ejercido por la voluntad, sino de causas diversas a la voluntad en la obtención del fin.

Con base en esta distinción, se infiere que la causación intrínseca comprende una terminología de la que resulta el efecto intrínseco, y por lo tanto: la relación causa–efecto en el orden intrínseco refiere cualquier realidad en la que incide la voluntad determinándola mediante un control, lo cual involucra hechos presentes, pero también futuros; hechos empíricos, pero también hechos no constatables empíricamente.

La relación causa–efecto, a nivel extrínseco,[41] integra la figura de "causa superior", para referir aquellas causas diversas a la voluntad y que intervienen realmente en el fin.[42]

Según el análisis de la relación causa–efecto en el acto humano, puede hablarse de actos que provocan efectos en que está presente la voluntad del agente y de actos en los que los efectos que producen no son controlados por la voluntad. Por lo cual se denomina voluntarios directos a los primeros y voluntarios indirectos a los del segundo grupo. Esta división se justifica por la misma naturaleza de los actos humanos, de ser históricos y, a la vez, trascendentes (metafísicos)[43] o espirituales, ya que es la razón de que tengan múltiples efectos, que pueden sintetizarse en dos:[44]

---

41   La doctrina del doble efecto esclarece con esta nomenclatura que, el mal y el bien moral no se deducen de que una acción sea verificable o no verificable, ya que en ello no está su consistencia moral, sino en la naturaleza del fin que se sigue en uno o en otro caso, es decir, en las acciones intrínsecas o en las acciones extrínsecas. En el mismo sentido, la acción califica a la persona, ya que es la relación de su libertad con el *fin* lo que determina su existencia (como mal si se carece de libertad, y como bien si se desarrolla la libertad en la elección del fin adecuado a la naturaleza de la persona), y no sólo la expresión o manifestación empírica de su conducta. Ver: Enrique Colom, *Dios y el obrar humano* (Pamplona: Universidad de Navarra, 1976), pp. 58-64.

42   Por eso, cuando se habla de "mal social", "mal humano", "mal natural", se trata de términos imprecisos, ya que son las personas las que con su voluntad dirigen el destino de los pueblos, o se muestran indiferentes ante los acontecimientos provocados por las leyes naturales, destinando recursos no tanto a encausarlas sino a seguir sus propios intereses voluntaristas. Ver: J.E. Gómez, C. Lepe, F.J. Paniagua, *En torno a la verdad y los derechos humanos. Una invitación a la reflexión* (México: Coordinación de publicaciones académicas, Universidad Anáhuac, 2001) p. 8.

43   En este contexto, lo trascendente se toma en sentido opuesto al de lo inmanente. Se refiere por tanto a la realidad entendida como algo más allá de lo físico. Ver: Ver: J.E. Gómez, C. Lepe, F.J. Paniagua, *En torno a la verdad y los derechos humanos. Una invitación a la reflexión* (México: Coordinación de publicaciones académicas, Universidad Anáhuac, 2001) p. 31. En conformidad con ello, las acciones humanas se entienden como trascendentes en cuanto que son libres, ya que involucran el ser de la persona no sólo como ente material sino como ser espiritual p. 42) y, por ello, con unidad y dignidad humana. Ver: I. Carrasco de Paula, M. Mangione, "Comparación entre V.E. Frankl y Emmanuel Mounier: una reflexión antropológica y metodológica", *Medicina y Ética*, vol. 17, núm. 3, julio-septiembre del 2006, pp. 177-187.

44   El primero como ya se señaló corresponde al concepto de intrínseco, y el segundo al de extrínseco. La expresión "doble" es metafórica, pues *al hablar de dos, no se refiere a que sean sólo dos los efec-*

• El que es producto de la voluntad o intencionado (voluntario directo),[45] porque está en el control de la voluntad que se genere o no.
• El que es producto de la voluntad (voluntario indirecto), pero, además es producto de causas diversas a la voluntad.[46]

El segundo enfoque del acto es el que comúnmente se presenta como resultado de un conjunto de efectos (ya sea de tipo material o de tipo formal) no imputables mediante responsabilidad moral de quien los produce, ya que se presentan, mediante la multiplicidad de causas convergentes que intervienen contra la voluntad de los efectos queridos para un fin determinado.

La mayoría de esas causas son naturales en el sentido ya señalado de ser materiales, pero pueden ser también no empíricas (por ejemplo espirituales). Por lo delicado de las consecuencias que puede producir un efecto nocivo, uno de los objetivos prácticos de la DDE, es el prevenirlos y, por ello, sin hacer a un lado todos los demás efectos, pone mayor atención a la forma en

---

tos señalados, sino que en la multiplicidad de los que se producen estos dos, son los que implican a los demás en su grupo, y los que se deben identificar para valorar el acto.

45 Y en esta investigación se le atribuye la noción de "voluntario in causa". Ver: Ver: J.E. Gómez, C. Lepe, F.J. Paniagua, *En torno a la verdad y los derechos humanos. Una invitación a la reflexión* (México: Coordinación de publicaciones académicas, Universidad Anáhuac, 2001) p. 34. No obstante lo ya señalado, cabe mencionar como una forma aún más compleja del voluntario directo y el indirecto, cuando se refieren a los efectos secundarios, los cuales podrían ser resultado de medios permitidos, dando lugar a conceptos análogos a los ya mencionados de voluntario directo y voluntario indirecto: cuando el agente, así como puede intervenir en el fin, puede hacerlo también en sus efectos secundarios, entonces, los implica en la valoración moral del acto, lo cual equivale a afirmar que interviene en los medios para la realización del fin, que actúan como *causa* moral, pues son puestos para que provoquen el fin, luego, también entran en el concepto de *voluntario directo*. Si en cambio, el medio, no es puesto por el agente como medio para la realización del fin, (ya que no puede intervenir en él al menos por desconocimiento) pero de hecho se da como medio, y sin él no se realiza el fin, entonces no se puede hablar de causa moral, pues no es el agente el que lo pone, y se le conoce también como *voluntario indirecto*. El efecto no intencionado, aunque sirve de medio para que se provoque el fin, no resulta de que lo elija el agente, luego no puede ser moral. En este sentido se afirma de este tipo de efecto no que sea una causa de tipo moral sino simplemente una causa de tipo lógico: pues no repugna a la mente, que un medio no siendo causa moral por ser ajeno al agente, sin embargo sea causa material, la cual, siendo una forma menor de perfección (puede tratarse de un mal natural o de un mal participado), provoca privación a nivel moral, y puesto que para ser causa moral debe ser también perfección, o búsqueda del bien –objeto de la moral-, por tanto, puesto que es privación, ningún mal puede ser causa en moral, luego, no se puede seguir que se de una causalidad moral en el efecto no intencionado. Aunque el efecto no intencionado es un medio, no lo es en sentido propio, pues no es de su naturaleza el provocar el fin a partir de la voluntad de quien pretende ese fin, puede en cambio precisarse que se trata de un medio en sentido análogo, pues es provocado por el agente, desde una perspectiva lógica pero no desde una perspectiva moral: no se elige para que sea medio, aunque lo sea.

46 Que pueden ser fenómenos naturales como la enfermedad o sociales, como las leyes, y metafísicos como los valores. Ejemplos de el modo como algunos de esos efectos se presentan en las decisiones y accione humanas puede consultarse en: Michael Walzer, *Guerras justas e injustas. Un razonamiento moral con ejemplos históricos* (trad. Tomás Fernández Aúz, Beatriz Eguibar, Barcelona: Paidós, 2001), particularmente las pp. 212 y ss.

que se gestan los efectos de repercusión grave[47] por el daño que provocan aunque su orientación moral sea lógicamente coherente.[48]

No significa que se haga una moral negativa en sentido de pretender justificar los daños hechos ni evadir la responsabilidad. Sino que de modo sistemático, pretende identificar los posibles daños de un acto humano, con miras a plantear alternativas éticas para preservar el bien humano, y el bien natural, especialmente la vida. Este objetivo no es posible si en cada circunstancia no se identifica entre los múltiples efectos, no sólo los que procuran directamente el bien intencionado sino, entre ellos, especialmente aquellos de mayor riesgo[49] con el fin de evitar el daño[50] cuando lo implican de forma

---

47 Hecho que exige la búsqueda de otras alternativas de solución o de evitar el acto si es que es intrínsecamente inmoral.

48 La lógica interdisciplinar podría formularse mediante proposiciones que expresaran una corriente o ideología moral, pero las corrientes morales se expresan mediante diversas proposiciones (dando lugar a una diversidad moral creativa y enriquecedora en estilos de vida), por lo cual la lógica proposicional moral hace referencia a los "contenidos internos" de una determinada moral. Por ello, aún cuando la *lógica* justifica la validez proposicional moral, sin embargo, la evaluación moral, refiere principios superiores que pueden ser denominados "inmutables", entendiendo por tales, la referencia a la esencia de la persona, es decir, la referencia a lo absoluto (por ej. la antropología de la libertad). La distinción de ambos niveles no consiste en una evaluación moral, sino en una gnoseología dinámica, que es presupuesto para la evaluación moral.

49 Para un análisis de las alternativas de riesgo se remite al estudio sobre la proporcionalidad de: I. Carrasco de Paula, M. Mangione, "Comparación entre V. E. Frankl y Emmanuel Mounier: una reflexión antropológica y metodológica". *Medicina y Ética*, vol. 17, núm. 3, julio-septiembre del 2006, pp. 87 y ss.

50 Conforme a la DDE, no siempre se puede evitar el daño. Pero cuando es imposible evitarlo, no basta con considerar aspectos empíricos. La imposibilidad debe ser integral pues afecta la integridad de la persona: imposibilidad material e imposibilidad moral. No basta sólo una de las dos. Con relación a la unidad de la persona puede consultarse: I. Carrasco de Paula, M. Mangione, "Comparación entre V. E. Frankl y Emmanuel Mounier: una reflexión antropológica y metodológica". *Medicina y Ética,* vol. 17, núm. 3, julio-septiembre del 2006, pp. 177-187. Si alguien afirma que "no se puede evitar un daño" porque realmente lo que sucede es que no se quiere evitar, el acto se convierte en inmoral, con la gravedad de los daños provocados por el efecto del objetivo buscado. Esto revela que en todo acto moral existe una *proporción* entre las posibilidades de actuar del hombre y la responsabilidad moral de su actuar. Ver: David Calderón, "Proporcionalidad y Bienes Escasos", *Medicina y Ética*, vol. 17, núm. 1, enero-marzo de 2006, pp. 59-66. A esta responsabilidad se hace referencia cuando se habla de un acto moral, ya que siempre conlleva la búsqueda del bien. En lugar de responsabilidad se habla de *irresponsabilidad* cuando en la búsqueda del bien no se ponen en juego los recursos para justificar ese bien, sino que se utilizan para provocar los efectos, los cuales, se convierten en *fines en sí mismos*. Cuando los efectos buscados son los que provocan un daño, el acto se califica de inmoral. Al respecto puede afirmarse que *nunca* se da moralmente hablando una exigencia mayor a la posible de responsabilizarse, por lo cual es absurdo justificar acciones en las que se esgrimen posibilidades de acción moral superiores a la de la acción por la que se responde. En otras palabras, pretender medios o recursos de mayor alcance en sus efectos, que lo que se es capaz de dar cuentas, constituye una irresponsabilidad. Queda claro que por ejemplo, cuando una ley "des-responsabiliza" a un ciudadano de acciones de las que se sigue una grave responsabilidad ante la vida humana, como el caso de la despenalización de acciones que atentan contra la vida humana, ese mandato legal está desbordando el alcance de su función de custodiar el orden y cuidado de la vida humana. En estos casos queda a la luz de la razón el hecho de que permanecen vigentes las normas morales, las cuales son exigidas por la DDE, ya que aún cuando las responsabilidades de la persona puedan ser exoneradas, se provoca una desproporción respecto a la gravedad de los efectos implicados en la acción debido a las posibilidades o recursos (por ejemplo la legislación establecida por consenso) que se ponen en juego por encima de la responsabilidad moral exigida por la naturaleza, como es el caso del respeto incondicional exigido por la vida huma-

grave. En este sentido, la DDE, además de ser una propuesta que considera los múltiples efectos de la acción, humana, de modo especial, atiende a los dos efectos (uno bueno y otro malo), que resultan de la acción voluntaria.

Intencionado directamente

La intención de realizar una acción va acompañada no sólo en el resultado, sino en su conformación misma, por diversas causas y efectos, los cuales no pueden ser siempre ni advertidos ni considerados como objeto al que se dirige la voluntad, no obstante se trate de realidades objetivas. Por otro lado, aún en el caso en el que se llegaran a advertir, no siempre está en la facultad de la voluntad la posibilidad de poder prescindir de ellas para alcanzar el objeto intencionado, pues no siempre tiene sobre ellas un control. Dada esta realidad, en el caso de considerar que una causa objetiva es el principio u origen a partir del cual se produce un efecto,[51] entonces, la explicitación de que la intencionalidad es directa tiene un fundamento filosófico, y no meramente teleológico. Ésto, en virtud de que así entendida la voluntad dice relación no sólo teleológica–deontológica (por cuanto indica referencia de adecuación de la intención con una norma moral), sino también teleológica–no predeterminista, ya que indica que la voluntad interviene en cuanto se expresa en la intención de actuar. Luego por su voluntad, la persona es causa que interviene en el efecto producido. Pero esta afirmación tiene dos observaciones:

1. En sentido estricto, la voluntad no puede ser la causa real (directa), puesto que, para ser causa se requiere ser substancia;[52] de otro modo

---

na. Ver: Niceto Blázquez, *Bioética Fundamental* (Madrid: Biblioteca de Autores Cristianos, 1996), pp. 543-555.

51 La DDE tiene como base doctrinal-filosófica, la teoría de la causalidad de Aristóteles, la cual a su vez, explica la doctrina de los efectos desde la estructura analógica del ser. El efecto es el resultado de la acción potencial de un ser que posee perfección sustancial. Se es causa porque se tiene el ser en acto (Aristóteles, *Metafísica*, trad.: Valentín García Yebra, Madrid: Gredos, 1970, IX, 778, 5., p. 59).

52 Aristóteles plantea que el ser no puede ser reducido a sus accidentes, sino que entendido en su totalidad, sólo puede comprenderse a partir de causas substanciales, las cuales a su vez remiten a una causa suprema en virtud de la cual se producen las otras y se producen los accidentes. Se observa en este análisis un orden en la existencia del ser, es decir, una diferenciación en los distintos modos de existir de los diversos entes que tienen ser. A este orden podemos denominar estructura ontológica del ser, la cual pone de manifiesto que cada ente posee una esencia que le permite ser definido como substancia o como accidente según si existe en sí mismo o por otro respectivamente (Aristóteles, *Metafísica*, trad. Valentín García Yebra, Madrid, Gredos, 1970, IX, 778, 9-10, p. 59). De esto se infiere que tanto los entes substanciales como los accidentes poseen una esencia, definida por un principio superior, pero manifiesta existencialmente por unos principios o causas inmediatas. Se infiere que, metafísicamente, el mal moral no se entiende sino como una carencia de bien, como la no manifestación en la existencia de algo cuya esencia es una perfección y por ello un bien. El mal moral entonces corresponde a un mal inferido lógicamente en consideración o evaluación de la realidad metafísica a que hace referencia. Sin embargo, cuando se pierde de vista el principio superior de los seres y sólo son considerados como efectos de causas inmediatas, el mal moral es inferido como una construcción lógica artificiosa o meramente circunstancial, es decir determinada

no podría explicarse porqué se da un cambio en la realidad además del querido, luego:

2. Que la voluntad sea causa inmediata se refiere a que es expresión de la persona, la cual es realmente la causa directa en un acto moral. La voluntad, se considera causa en un sentido analógico[53] por el hecho de que emana de la persona, como expresión esencial de la misma. La persona, en cambio, sí es causa en sentido propio, pues es la substancia de la que resulta como efecto, no sólo la voluntad, sino también la acción.

Queda por analizar si así entendida la intencionalidad, se le puede adjudicar algún efecto, por grave que sea, si nunca lo buscó como fin. Al respecto, es prudente señalar que cuando la intencionalidad elige un medio con miras a un fin, ya está convirtiendo ese medio en fin (fin para otro fin).[54] Sin embargo, pretender un fin en el desconocimiento de los medios y, por tanto, de los posibles efectos, puede implicar no solamente un asunto de ignorancia, sino un asunto de responsabilidad intersubjetiva cuando se trata de un fin en el que se implican otras personas o el bien trascendente.[55] Esta responsabili-

---

por proposiciones o argumentos consensuados o predeterminados sistemáticamente. En cambio, el método aristotélico se diferencia claramente por ejemplo del de los materialistas, puesto que estos identifican la substancia de la materia con los accidentes, por lo cual, en un sistema materialista no hay espacio para la objetividad moral, ya que esta trasciende la substancia de lo empírico. En este sentido de identificar la substancia como categoría que no existe en otro, se remite a: Javier Zubiri, *Sobre la esencia*, 3ª. ed. (Madrid, Sociedad de Estudios y publicaciones, 1963), p. 3.

53 El uso común del concepto de la voluntad como causa tiene ante todo la connotación lógica de que se trata de una instancia de la persona y es por ello que no se la puede considerar como autónoma o independiente y, al hablar de acción moral, siempre se involucra a la persona que la causa.

54 Que un medio se constituya en fin no es una condición necesaria, luego no siempre se define de ese modo, sino sólo en función de la libertad. Por ejemplo, en la problemática de actos de doble efecto, un sistema procedimental justificaría la obtención de un fin determinado valorar el procedimiento, el cual actuará como medio para llegar a determinado fin. Por lo tanto, así como la voluntad es causa en un sentido no propio, también la elección de un determinado procedimiento le convierte a éste en causa en un sentido no propio, por el hecho de ser elegido, y por el hecho de que tal elección procede de la voluntad de la persona. No obstante, el medio se distingue realmente del fin porque aunque se convierta en fin con la elección de la voluntad, esta valoración moral la adquiere por la *intención*; luego, se trata de un fenómeno metafísico y no meramente verificable. La no verificabilidad de la intervención de la libertad constituye la finalidad de los actos, finalidad sin la cual cualquier medio sería elegible, no tomaría la categoría de ser un fin mediato en orden al fin buscado. Como ejemplo de la aplicación del principio del doble efecto a acciones sin considerar los medios como fines inmediatos para lograr el fin mediato pretendido puede confrontarse (William Cooney, "Affirmative action and the doctrine of double effect", *Journal of Applied Philosophy*, vol. 6, núm. 2, 1989, pp. 201-204).

55 La persona, en el análisis del acto, ocupa un lugar central, en virtud de que el involucramiento de entes no trascendentes en relación al acto moral y sus efectos, solamente adquiere importancia —moral— en la medida en que implica a las personas. Esto significa no meramente una atención por lo social sino por la intersubjetividad, pues la persona no es considerada solamente como parte de un grupo, sino ante todo como unidad trascendente junto a otras unidades trascendentes. Al respecto, Heidegger afirma: "ser hombre significa: pertenecer, en cuanto ejemplar, a un género dotado de entendimiento, de modo y manera que el género, o la especie, es superior al individuo; dicho de

dad intersubjetiva[56] coincide con el principio fundamental de la DDE acerca de la obligación de buscar alternativas.

Desde la reflexión filosófica, el mal no puede ser querido en sí mismo, pues cuando se intenciona es porque representa al menos la mínima perfección como bien-objeto de la voluntad;[57] sin embargo, en la moral, los males son objeto de la voluntad, es decir, no como males absolutos, sino como carencias en lo que se pretende como fin. Así entendido, el mal se convierte "indirectamente" en fin de la voluntad;[58] es decir, la voluntad tiende hacia aquello que aparece como un bien, no obstante carecer intrínsecamente de propiedades acordes con la naturaleza de la persona. El objeto de la voluntad es el bien, cuando éste es un efecto causado por la voluntad (por eso es intrínseco).[59] Es lo que se considera como fin intencionado directamente, y se aplica aún a planteamientos en que la búsqueda del fin se identifica con un mal moral, considerando que se debe a que se tiene una apreciación de que proporcionará alguna forma de bien[60] (teleología no predeterminista). El trabajo no contradice la realidad en razón de que sostiene ser cierto que el objeto de la voluntad es el bien, pero dado que no lo posee en sentido absoluto, tiende a él por la intención que dirige a un determinado objeto o ente real.[61]

---

otro modo, que sólo hay ejemplares, no individuos" (Martin Heidegger, *Ontología. Hermenéutica de la facticidad*, trad. Jaime Aspiunza, Madrid, Alianza Editorial, 2000, p. 138).

56   Aunque la intersubjetividad ha expresado las relaciones de comunicación entre las personas especialmente en el ámbito psicológico, las raíces más profundas de su sentido se encuentran en el ámbito filosófico.

57   Así, por ejemplo, podría considerarse erróneamente (y no como un bien-objeto propio de la voluntad) que ante condiciones de inseguridad personal, lo adecuado fuese salvaguardar la propia condición aún a costa de infringir el bien de los otros; en tales circunstancias, el egoísmo se pretende como forma de justificación de acciones inmorales, pues el objetivo central de tal condición es siempre el propio bienestar aún a costa de la vida de los demás, del orden natural, y de la referencia debida al Absoluto. Ver: Peter Knauer, *Para comprender nuestra fe* (trads. Gerardo Venegas Beltrán y Pedro Antonio Flórez Echevarry, México: Universidad Iberoamericana-Librería Parroquial de clavería, 1989. En general, el ente moral que se considera receptáculo o instancia de orientación de la conducta al bien es la conciencia moral, y se pone de manifiesto cuando la persona debe tomar una decisión que compromete su más íntimo ser. Ver: Aurelio Fernández, *Moral Fundamental. Iniciación teológica*, México: Nostra Ediciones, 2003, pp. 103 y ss.

58   Este sentido del "voluntario indirecto" es una inferencia que sólo señala la lógica según la cual dicho voluntario no es posible en la realidad, es decir, sólo se da como posible el voluntario indirecto *entendido en sentido moral*, ya que el voluntario indirecto se centra en el mal como carencia; luego, si tal carencia se considerase en el orden del ser, simplemente no existiría, y tampoco sería posible un acto respecto de él. En otras palabras, el mal en este sentido, no puede ser objeto de la voluntad, pues es carencia de ser.

59   En cuanto el bien es objeto de la voluntad, no repugna que la voluntad asuma como propios algunos efectos producidos por una causa superior, lo cual lleva en última instancia a asumir bienes de causa superior, aún en el caso de la posibilidad de una causa superior absoluta, en última instancia la causa suprema designable como el Bien Absoluto.

60   El fundamento de los principios morales es propositivo y creativo no destructivo.

61   El problema de la relación de la conciencia con la realidad ha permitido establecer parámetros de las acciones humanas de modo *objetivo*, lo cual se especifica en las leyes, y tiene un tratamiento y desarrollo notables durante la época moral conocida como la casuística. Aunque la relación de

Se establece que la intención puede dirigirse también a realidades inmorales, lo cual constituye al acto como voluntario.[62] Cuando, en esa misma intención, se excluye el bien o, mejor dicho, se elige el mal o carencia implicada, por el hecho de dirigir la voluntad a ese objeto distinto del bien se constituye en acto inmoral. Se pone de manifiesto que no es el objeto al que se dirige la intención el que da, él solo, un calificativo moral a la acción, sino la disposición de la voluntad de buscarlo con la conciencia[63] de que es un mal moral.[64]

Grupo sobre el que no se puede intervenir

Constituye el conjunto de efectos no producidos por la voluntad mediante la intención, ya que, no obstante de presentarse inherentes al acto, no pueden ser controlables mediante la voluntad en la realización del fin. Es importante considerar con todo detalle las características de este grupo de efectos, con el fin de destacar su papel en la valoración moral del acto. Para ello, puede contrastarse el hecho de que la intención, (aún la indirecta)

---

la conciencia y la ley abrió un amplio debate por siglos después del Medioevo, en la actualidad ha despertado un interés especial por principios morales que permitan discurrir sobre la verdad o el error de la *conciencia* tomando en cuenta un *contexto antropológico*. Ver: P. Anciaux, F. D'Hoogh J. Ghoos, *El dinamismo de la moral cristiana* (trad. José Diego Pérez, Salamanca: Ediciones Sígueme, 1971) pp. 139-163.

62 Según lo explicado más arriba, este acto podría ser considerado indirecto, pero por tratarse de un ámbito moral, y por tanto de una realidad que si existe, aunque con carencia, tal es un acto directo porque esta generado por la voluntad pero a la vez indirecto porque tiene un calificativo moral. Luego la carencia a que se refiere no es en el orden del ser, sino del bien de la persona según su esencia, o sea en una forma de existir.

63 En la investigación de la DDE con enfoque centrado en la persona en problemas de bioética, se distingue el problema de conciencia que presenta la figura del principio del doble efecto, respecto a la figura del principio del mal menor, ya que éste último, a diferencia del primero en la relación de la conciencia con la ley, se refiere a hechos de conciencia "perpleja" ante dos deberes en conflicto, mientras que el principio del doble efecto se refiere los hechos de conciencia "perpleja", producida no necesariamente por dos deberes en sentido formal, sino por dos efectos evidentes que no pueden ser controlados por la voluntad para producir el bien. En un sistema laxo o relativista, que por ello lleva al escepticismo moral, un hecho que no esté formalmente constituido como deber, carece de sentido moral y por tanto está exento de valoración. Esta segunda alternativa no representa perplejidad, ya que cuando no existe un deber formal tampoco existe una valoración moral. Ver: J.E. Gómez, C. Lepe, F.J. Paniagua,*En torno a la verdad y los derechos humanos. Una invitación a la reflexión.* (México: Coordinación de Publicaciones Académicas: Universidad Anáhuac, 2001), pp. 14-25). En el extremo opuesto, un sistema rigorista establecerá que toda acción conlleva responsabilidad, luego, toda acción de doble efecto implica un conflicto de deberes. En tales casos los sistemas morales se identifican con sistemas éticos irreconciliables puesto que cada uno establece su propios deberes. De acuerdo con ello, el principio de doble efecto por nacer en un contexto católico se aplicaría solamente para exigencias de los cristianos. Ver: Joseph Boyle Jr., "A Catholic Perspective on Morality and The Law". *Journal of Law and Religion*, vol. 1, núm 1, 1983, pp. 227-240.

64 El problema del mal moral tiene una importancia central en la reflexión de la DDE, ya que se considera no sólo como resultado de una limitación en la búsqueda del bien, sino también como un *error lógico*, cuando se analiza de una manera muy genérica y sin atender a las precisiones o aspectos más finos del modo de implicarse la voluntad (no siempre de modo directo), en los efectos, especialmente los de daño grave. Ver: John Bennett, "The Problem of Evil". *The Journal of Religion*, vol. 18, núm. 4, octubre de 1938, pp. 401-421).

por producir efectos que provocan daños, implica una valoración moral que hace referencia a la responsabilidad que se tiene de buscar alternativas para conseguir el fin.

En efecto, el grupo no intencionado de efectos pone en perspectiva de análisis la estructura del acto en conformidad con la libertad humana, y no solamente se queda con el dato del daño provocado, por lo cual involucra tanto la dimensión empírica como la dimensión trascendente o de la libertad. Se evalúa la intención en relación con la libertad de querer o no querer el daño realizado, junto con el acto que conlleva el daño provocado, y en el cual se realiza la persona existencialmente.[65] Sería completamente desproporcionado pretender que no se quiso un daño que resulta claramente grave en la consecución de un fin no grave, es decir, ordinario, existiendo también claramente, alternativas diversas y menos nocivas.

Ya se ha señalado que, los actos humanos no se dan en un estado "puro",[66] dependiendo exclusivamente de la voluntad, sino que intervienen en ellos otras causas que conforman con sus efectos un grupo no intencionado diverso y en el que no se tiene una responsabilidad directa.[67] Al respecto se identifican dos problemas:

---

65 Indiquemos a este propósito algo sobre los métodos filosóficos de algunos existencialistas como Jaspers, Heidegger, Sartre o Gabriel Marcel, quienes enfrentan los conceptos de existencia y del mero vivir, del "estar allí". La mayor parte, en su opinión, sólo posee el "mero vivir", a pesar de estar destinada a tener la "existencia". Por "existencia" se comprende el despliegue del núcleo esencial interno, más allá de las fuerzas del instinto. Ver: Ernst Aeppli. *Personalidad. La esencia del hombre maduro* (trad.: José Belloch Zimmerman, Barcelona: Editorial Luis Miracle, 1965). La afirmación del autor podría llevar al extremo de excluir de la reflexión el ámbito verificable de la experiencia humana, pero puede ser también base para incluirla como parte de una visión existencial de la DDE en la inclusión de la verificabilidad de la conducta y el ser de la persona en la conformación del concepto de unidad de la persona.

66 Después de señalar que el acto humano así como tiene múltiples efectos, también tiene múltiples causas, en el ámbito moral, los efectos que corresponden con la naturaleza trascendente de la persona, se consideran bien moral. "Si un ente no es el Ser, un bien no es el Bien, sino que tiene —proporcionadamente al ser que posee: *ens et bonum convertuntur*— algo de bien. A primera vista parece que se debe afirmar que por lo mismo tiene igualmente no-bien, es decir: algo de mal. Desde luego sólo puede haber mal allí donde el Ser no se encuentra en plena y simplicísima Totalidad, donde no es Acto puro de ser; por tanto, sólo donde está participado, parcialmente poseído, de modo fragmentario, dividido, compuesto".(Carlos Cardona. *Metafísica del bien y del mal*, Pamplona: Ediciones Universidad de Navarra, 1987, p. 152).

67 Se ha definido que la causa directa de un determinado efecto es aquella que interviene para que se produzca ese efecto y no otro, y que por ello genera una responsabilidad moral, que en este sitio podemos definir como responsabilidad directa, para distinguirla de aquella otra que también puede darse pero es posible también que no se de, lo cual depende no solamente de que se genere el efecto, sino de la relación de la libertad con el mismo, ya que en ocasiones existe una EXIGENCIA TECNICA de procurar el efecto aunque en el momento las posibilidades técnicas no lo hagan posible, lo cual no depende simplemente de las alternativas eficientes al alcance de la persona, sino de su compromiso moral para actuar proactivamente en función del bien querido.

a) Es preciso aclarar que unas causas pueden ser trascendentes[68] como las motivaciones sagradas, los valores o la intención en cuanto no verificable ni asequible a comprobación mediante los sentidos.

b) Existen, además, otras causas no comprobables directamente a pesar de ser empíricas, pero de alta complejidad, como es el caso de los sistemas sociales, la influencia de las leyes naturales, etc.

Con base en los dos planteamientos anteriores, en los que se trata de causas que generan efectos no directamente verificables ni de simplicidad en cuanto a la consideración de su naturaleza moral, se puede afirmar que tales efectos no se dan en estado "puro", sino que la complejidad que expresan es signo de la multiplicidad de causas que convergen en su determinación. En consecuencia, los actos así considerados, se determinan en su moralidad no sólo por la presencia o no de la intención sobre los efectos, sino también por la exigencia de alternativas adecuadas al fin buscado; alternativas que se valoran no porque eviten el daño físico o material, sino fundamentalmente porque eviten el daño moral, que contraviene la naturaleza humana.

Finalmente, en este apartado, se infiere a partir de lo afirmado, que, la intencionalidad directa, en cuanto expresada en el acto, puede más fácilmente valorarse moralmente por el objeto de la voluntad que la especifica. En cambio, la intencionalidad indirecta, en cuanto que no implica necesariamente la libertad, se presenta de manera confusa.[69] Por ello, es necesario hacer un análisis más detallado de esta última forma de la intencionalidad con el fin de llegar a esclarecer en qué circunstancias sus particularidades permiten calificar los efectos como acordes al bien moral, y cuáles los especifican más bien como contrarios al bien moral y por lo cual no pueden ser intencionados ni directamente ni indirectamente pues provocarían que el acto tuviera un calificativo moral negativo.

Puede observarse que el objeto intencionado tiene dos ámbitos incluyentes:

---

68 Se hace referencia a las causas en cuanto bienes que sobrepasan la condición histórica de la vida humana o explicables por referencia al absoluto.

69 Un análisis interesante acerca de cómo en circunstancias concretas, difícilmente pueden identificarse los efectos por su identidad moral, consiste en considerar la posibilidad de realizar aquellos actos en que se tiene conciencia de un efecto negativo inherente a la acción querida. Probablemente, vistos de manera fría y sin responsabilidad es fácil inferir que se realice el acto a pesar del mal que conlleva. Sin embargo, cuando esas circunstancias o efectos negativos afectan más directamente los intereses, la seguridad para decidir se diluye. Es por ello que los problemas de la bioética toman un lugar central en tales consideraciones, por ejemplo, cobra vida el viejo problema de decidir si es lícito extraer el útero de la madre embarazada para salvar su vida de un cáncer de matriz. El problema citado ha sido motivo de complicadas reflexiones ya desde la moral médica de la antigüedad, como puede verificarse en: Antonio Joseph. *Nuevo aspecto de Teología médico-moral y ambos derechos, o paradoxas físico-teológico legales*, 3ª ed. (Madrid: Impreso por Benito Cano, 1787), paradoxa 13, números marginales 1-71.

1. La intención se dirige al acto que se realiza, luego se hace libremente.
2. La intención se dirige a las circunstancias materiales pero además, a los hechos trascendentes como expresión de la voluntad (es lo que acontece cuando de no hacer algo se genera un mal mayor, la libertad está presente no por el daño provocado, sino por el bien trascendente que se intenciona).[70]

En cambio, el grupo de efectos no intencionados se dan en ámbitos independientes y a la vez excluyentes:

1. Los efectos extrínsecos sin alternativas, o sea, previstos pero no posibles de evitar (ni recurriendo a otros medios distintos).
2. Los efectos extrínsecos con omisión de alternativas, o sea, sí previstos y también posibles de evitar, por ejemplo, usando otros medios.

El principio más general de aplicar la DDE es el de "cooperación al mal",[71] el cual resulta cuando los efectos extrínsecos no imputan una responsabilidad moral en quien los causa, por el hecho de que no se cuenta con los recursos para evitar el daño provocado.

Una figura diversa se presenta con los efectos intrínsecos, los cuales están implicados en los principios propuestos a la luz de la Filosofía en que se sustenta la Bioética y que en síntesis consisten en la responsabilidad que se imputa a la persona tomando en cuenta la "intención subjetiva" y además, las circunstancias concretas que expresan una "intención intersubjetiva".[72]

Estos criterios reflejan la teoría moral contenida en la definición de la DDE, es decir, la presencia de un efecto intencionado mediante la voluntad, así como dos posibles figuras que conforman el grupo más significativo o representativo de los efectos contrarios, no intencionados por la voluntad, los cuales al presentarse cualquiera de ellos, dan lugar a una valoración distinta del acto.

---

70 Se le conoce como "principio del mal menor". Ver: Fernando Cuervo, *Principios morales de uso más frecuente*, 3ª ed. (Madrid: Ediciones Rialp, 1995)), pp. 15-50.

71 Ver: Livio Melina, "La cooperación en acciones moralmente malas contra la vida humana". En: Lucas, Ramón. *Comentario Interdisciplinar a la Evangelium Vitae*. Madrid: Biblioteca de autores cristianos, 1996, pp. 467-490.

72 La figura moral que expresa la característica vinculante de la ley objetiva respecto al acto humano considerando el fin en el que se involucra a otros humanos, se implica por algunos moralistas en el concepto de "mal intrínseco" o "acciones malas". (Martin Rhonheimer, *La perspectiva de la moral. Fundamentos de la ética filosófica*, trad.: José Carlos Mardomingo, Madrid: RIALP, 2000, p. 397; Fernando Cuervo, *Principios morales de uso más frecuente*, 3ª ed. Madrid: Ediciones, Rialp, 1995, pp. 101 y ss.; Aurelio Fernández , *Teología Moral I-III*, 3ª ed., Madrid: Facultad de Teología, 1999, pp. 568-578).

Responsabilidad moral propia

La responsabilidad, designa directamente la relación entre el acto realizado, y su causa en la voluntad de la persona de quien lo provoca. Es decir, se prescinde (no en el sentido de negar, sino de suponer)[73] sistemáticamente,[74] de considerar las causas supremas y las causas ajenas[75] a la voluntad que intervienen en la concretización del acto intencionado,[76] ya que la voluntad que dirige la intención es provocada por la persona.

Para quien lo causa intersubjetivamente

Los principios morales con un enfoque intersubjetivo no son una forma de evadir la ley, sino de ponderar el valor de la ley objetiva por un lado, y el valor de la persona por otro, y por ello su esencia abierta a la trascendencia y a la comunión con otros trascendentes. Esta tesis afirma la intervención de la persona en la determinación de fines, y por tanto su responsabilidad no sólo con respecto a la ley objetiva, sino también con respecto a las demás personas implicadas en el fin. Esta implicación no es algo meramente funcional o utilitario, sino por participación de la misma naturaleza humana.[77] Lo cual

---

73   Se trata en el inciso "g".

74   La pretensión de fundamentar sistemáticamente cada acto bioético haría no sólo imposible la acción humana, sino que lejos de hacer verdaderamente aplicable la filosofía, la volvería superficial y poco seria en cuanto que si bien puede aplicarse a cualquier acto , lo es en función de que éste comparte la misma esencia de otros actos, esencia que en la moral hace referencia a unos principios éticos fundamentales, como se verá en el capítulo 3.

75   Se busca señalar aquellas realidades que no son controlables mediante la voluntad y que pueden incluso actuar sobre la persona, pero que son ajenas a la misma persona, por ejemplo los sistemas económicos y políticos. Pero también pueden señalarse aquellas causas que influyen no solamente en el efecto sino en la misma persona en un orden trascendente, es decir que afecta la esencia de ambas realidades, y por ello se les llama causa supremas.

76   Así como en esta parte se han analizado los efectos intrínsecos y extrínsecos del acto humano, en el capítulo 2 se abordará la ontología así como la lógica de sus causas, por ello, se remite a dicha parte para conectar directamente la reflexión hecha a partir del análisis de las propiedades que involucran cuando se genera la estructura del extrínseco y cuando se genera la estructura del intrínseco, las cuales son distintas en las causas que en los efectos, pero como se verá con el análisis citado, realmente se complementan.

77   Los razonamientos filosóficos realizados en este apartado sobre la esencia o naturaleza humana se realizan en modo distinto a los llevados a cabo por el método del utilitarismo. Tiene como uno de sus vértices, el conocimiento adquirido a partir de la consideración de la esencia de la persona (vgr., p. 37). En cambio, la reflexión del *utilitarismo* (que deriva del pragmatismo), prescinde de los razonamientos de la metafísica, y en su lugar, hace referencia a los razonamientos que se siguen de la utilidad del hecho o acontecimiento a partir de su predicción en el futuro. Algo es útil, y en ese sentido, verdadero, no si se razona a partir de su esencia, sino por la posibilidad de "prever" la sucesión que presenta históricamente. Para entender un poco mejor, se propone el análisis del siguiente texto: "Cuando trata mas de agotar el movimiento concibiéndolo como una suma de partes, 'ad infinitum', sólo encontramos la insuficiencia del procedimiento (intelectualista). Sin embargo, cuando se tiene un continuo, se puede hacer en él puntos y cortes a voluntad, pero la enumeración de los puntos y de los cortes no dará de nuevo un continuo. El espíritu racionalista lo admite; pero en vez de ver que la fuente del error está en los conceptos, culpa al flujo perceptual. Este flujo, dice Kant, no posee realidad (las) dificultades de la filosofía nacen de la suposición de que para comprender (o "conocer" en el único sentido digno del término), el fluir de nuestra vida debe ser cortado en trozos discretos

significa que el fin se especifica en su moralidad no sólo por contribuir o no positivamente a los bienes de terceros, sino por la concordancia o desacuerdo con el fin común de las personas según su naturaleza.

Tales son los parámetros del principio fundamental de la DDE: búsqueda de alternativas congruentes con el bien natural de la persona en contexto de una cultura compleja que presenta opciones confusas, pero de las que técnicamente se puede definir a futuro el bien de la persona. Se considera entonces, a la persona en cuanto sujeto moral trascendente, e influyendo en el futuro común a otras personas en un concepto que Aristóteles denominó "potencias racionales".[78]

Este es el aspecto más profundo que se puede observar acerca del término doble desde una perspectiva intersubjetiva, ya que se refiere no solamente a la intervención de duplas de elementos en la consecución de un fin, sino a la doble posibilidad de un mismo hecho, posibilidad con que se presenta el fin con la intervención de la libertad: y que consiste en que: 1. El fin pueda ser el determinado por la naturaleza de las cosas según un orden natural,[79]; o 2. que pueda ser un fin determinado por la persona, en concordancia con el orden natural y concretamente del fin trascendente humano (o en el sentido opuesto, contrario a las leyes de la naturaleza). Hecho que se lleva a cabo no sólo en una persona sino en todas, y por ello en un entramaje histórico y a la vez trascendente en la intersubjetividad o relación de libertades en orden al bien.

La relación doble en sentido intersubjetivo no refiere solamente los dos elementos que intervienen[80] a un fin determinado, de los cuales, de uno

---

y detenido sobre un esquema de relaciones fijas". William James, *Problemas de la Filosofía*, Buenos Aires-Tucumán: Editorial Yerba Buena, 1944), pp. 58-59). James defiende que las reglas de los hechos se identifican con las proposiciones. Para argumentar esta propuesta, se apoyan tanto en el positivismo como en el realismo llamado directo, consistente en referir la percepción, más que a "datos internos, a objetos y acontecimientos externos o diversos a la mente. Ver: Hilary Putnam, *Pragmatism* (Oxford, UK-Cambridge, UK: Blackwell, 1995), pp. 21 y ss.

78   Aristóteles, *Metafísica*, (trad.: Valentín García Yebra, Gredos, Madrid, 1970), IX, 1046b, 1-10, p. 39.

79   El hecho de que dos elementos contribuyan a un fin determinado constituye un sentido "natural", de la relación doble entre esos elementos, pero el fin siempre será uno: el que se sigue conforme a las leyes de lo que se considera como "natural". Pero cuando la relación doble afecta o se aplica al mismo fin, independientemente de los elementos naturales que lo determinan, entonces, la relación doble está determinada por la voluntad y se aplica directamente al fin, y se le considera como "racional". La distinción que se hace entre lo racional y lo natural no está en quitarle a lo racional ser parte de lo natural, sino que siendo natural, trasciende la naturaleza, conforme a la afirmación: "las construcciones más aventuradas del hombre deben fundamentarse sobre un suelo primario, sobre el suelo de lo natural" (Emmanuel Mounier. *El Personalismo. Antología esencial*, trad.: Carlos Díaz, Tomás Domingo, Agustín Domingo, Ma. Dolores Hoyos, Isaac González, Domingo Vallejo, Juan Carlos Vila, José Luis Martín, Michèle Berger, Pedro Ortega, Gonzale Tejerina, José Ángel Moreno, Carmen Pitarque, Salamanca: Ediciones Sígueme, 2002; antologías conformadas de estractos del francés desde 1935), p. 589.

80   Voluntad: naturaleza de los efectos.

es causa esencial la persona,[81] sino fundamentalmente, las dos posibilidades de realizar un fin o no realizarlo, y su efecto en la naturaleza esencial de la persona,[82] por ejemplo, cuando en lugar de curar, se utiliza la medicina para atentar contra la vida humana, y sólo a partir de este presupuesto, se puede definir lógicamente la figura de los dos efectos, uno bueno y otro malo en la consecución del fin[83] en que se involucra la esencia de la persona.

Existen diversas posturas respecto al concepto del voluntario indirecto, entre otras, las de algunos autores que afirman que no implica una responsabilidad moral.[84] Pero existe también el planteamiento según el cual, el voluntario indirecto, en algunos casos puede implicar también una responsabilidad moral en los hechos no intencionados, lo cual depende de que, en el voluntario, aún cuando sea indirecto, exista la posibilidad de zanjar algunos efectos contrarios a la dignidad de la persona humana.[85] Esta responsabilidad puede inferirse del contexto en que se realiza el acto, ya que siempre implica la intersubjetividad, referente común del bien objetivo en el que se realiza la libertad, y no meramente los intereses o el bien de la persona en particular con exclusión del bien común a los demás.[86] Esta intersubjetividad tiene como referentes: el bien común y, el principio supremo causal (bien supremo).

---

81 Causa en cuanto derivación material a partir de la formal (esta tiene una jerarquía mayor), según se infiere del análisis de la persona como causa superior en el acto. Si la voluntad no se identifica con la persona, sino que emana de ella por tener como esencia común la libertad, entonces, se le considera como un efecto en sentido analógico, ya que se trata de un modo de ser o existir, y en la persona no se identifica su existir con su esencia, luego aunque la esencia sea común, y sin tratarse de algo accidental, la intención es como su efecto.

82 Al referir la naturaleza humana desde una antropología metafísica hilemórfica (constitución de cuerpo y espíritu), orienta la reflexión en el sentido de afirmar que: "...es indispensable que el esfuerzo especulativo esté orientado a la re-tematización del concepto [persona] en el contexto de una filosofía de la persona y del humano que sepa dar razón de la identidad y de la coincidencia entre ser humano y persona". (Laura palazzani , "El concepto de persona en el debate bioético y biojurídico actual". *Medicina y Ética*, vol. 8, núm. 1, enero-marzo de 1997, p. 28). Sobre la doctrina del hilemorfismo, la misma autora en la p. 29.

83 Se determina el fin a partir de la volición. Cfr., p. 11 y ss.

84 Ver capítulo 3.

85 El argumento central en que se basa esta reflexión es que no es posible justificar una acción sin considerar las alternativas posibles en un acto intencionado en que son ineludibles unos efectos dañinos. Esto, en virtud de la condición *espiritual-trascendente* del ser humano, de donde se infiere su dignidad. Ver: Francesc Torralba: *¿Qué es la dignidad humana? Un ensayo sobre Peter Singer, Hugo Tristram Engelhardt y John Harris* (Herder, Barcelona, 2005).

86 Sobre la repercusión moral de la importancia del bien común y el bien privado en el contexto de crisis de la actualidad ofrece un estudio: Stephen Young, *Capitalismo moral. Cómo reconciliar el interés privado con el bien público* (México: Universidad Iberoamericana).

Formulación de la DDE

Al hablar de formulación de la DDE en realidad, se hace alusión tanto a:

1. la teoría conformada por los diversos estudios existentes en torno a
2. las acciones de doble efecto, así como también se hace referencia a
3. la aplicación de la DDE en el principio del doble efecto.

Respecto a los diversos estudios, puede observarse que no se establece una diferencia clara entre DDE y PDE.[87]

En relación a la aplicación de la DDE en el PDE, en la presente investigación se les distingue pedagógicamente con el fin de entender las implicaciones más complicadas tanto de aplicar como de no aplicar la DDE en determinados casos en que ignorarla llevaría no sólo a daños mayores, (ya que la DDE constituye un principio fundamental), y además implicaría necesariamente un responsabilidad moral (pues la aplicación en el PDE concretiza el compromiso de evitar el mal cuando es posible en las acciones de doble efecto). Luego entonces, es necesario distinguir entre las acciones de doble efecto ilícitas y las acciones de doble efecto lícitas.[88]

Elementos de reinterpretación y formulación de la doctrina del doble efecto

Formulación original
Se basa en el planteamiento de la capacidad de prever los daños con el fin de impedirlos. Se centra en la pregunta: ¿cuáles son las condiciones para que un

---

87 Así, por ejemplo la siguiente formulación: "Tesis según la cual hay una diferencia moralmente pertinente entre las consecuencias queridas de nuestras acciones y las no queridas aunque previstas" (AAVV. *Diccionario Akal de Filosofía*, trad. Humberto Marraud y Enrique Alonso, Madrid: Ediciones Akal, 2004, p. 790). En la cita apuntada no se distingue realmente entre la DDE y el PDE, porque se trata de una aplicación del principio moral (se trate de la DDE o el PDE). Por la *distinción entre DDE y PDE* se asume que, en cuanto que el PDE es aplicación de la DDE, supone la DDE, la cual consiste en un planteamiento filosófico-antropológico que sirve de sustento a la aplicación del PDE en hechos concretos, por lo cual, la aplicación del PDE no se sigue de manera "automática" por el hecho de conocer sus condiciones, y más aún, tampoco se aplica "automáticamente" por el hecho de que en la acción se distingan efectos queridos de efectos no queridos aunque conocidos. Faltaría señalar que aún cuando los efectos conocidos no sean queridos, es necesario para que se aplique el doble efecto, que no exista posibilidad por parte del agente de intervenir para que no se produzcan, pues en el caso de existir alternativas en las que no se generen esos daños no queridos pero previstos, haría inaplicable el PDE, y tal es el análisis que ofrece la DDE.

88 Por lo que se confiere una acción de doble efecto en lícita o ilícita, no es porque conlleve un efecto negativo no deseado, (pues de este modo se justificaría el uso de medios malos en la consecución del fin bueno), sino su referente al bien e integridad de la persona en el fin buscado.

acto sea involuntario de doble efecto?[89] Se plantea que un acto es involuntario de doble efecto si se cumplen 3 condiciones:[90]

89 No se señala la licitud, porque ésta se alude sólo posteriormente en la reformulación de estas proposiciones en el PDE. La formulación original del PDE, deja abierta la posibilidad de imputar o no los efectos no deseados, y por lo tanto, la *licitud o ilicitud del acto al que se refiere* dicha formulación original.

90 *Ad voluntarium indirectum tria requiruntur: 1. Ut operans praevideat, aut praevidere possit, et debeat effectum hunc ex hac causa secuturum; 2. Ut effectum hunc impedire possit ejus causam auferendo; 3. Ut hanc causam auferre teneatur, aut saltem nullum jus habeat eam ponendi, quia, nimirum nulla subest eam ponendi necessitas, aut utilitas.* (Gabriele de Varceno, *Compendium Theologiae Moralis, I-III* , 7ª ed., Ex typographia pontificia et archiepiscopali, Augustae Taurinorum, 1884, p. 8).
    Se propone la siguiente traducción: "Tres requisitos para el voluntario indirecto: 1. Que el que opera prevea el efecto que se sigue (de esta causa); 2. Que pueda impedir este efecto quitando su causa; 3. Que deba quitar esta causa o por lo menos no tenga ningún derecho de ponerla (es decir), que no haya ninguna necesidad, ni ninguna utilidad de ponerla)".
    El autor infiere los elementos de estas proposiciones a partir de las proposiciones de san Alfonso: "*Hic advertere oportet, quod, ut aliquis effectus sequens suam causam jam voluntarie positam, dicatur et ipse voluntarius* indirecte in causa, *ut supra diximus, simulque imputetur ad meritum, vel demeritum, tria concurrere debent: 1. Quod agens ponendo causam advertat saltem in confuso, hujusmodi effectum fore ex illa causa sequuturum. 2. Quod possit impedire talem effectum causam tollendo. 3. Quod teneatur tollere, vel illam non ponere*" (Alphonsi Mariae de Ligorio, *Theología Moralis I*, Matriti: Apud la Riva, 1876, lib. II, tract. prae., a. 2, n. 10, p. 158).
    Se propone la siguiente traducción: conviene advertir que para que un efecto que se sigue de una causa puesta voluntariamente, se diga que es voluntario indirecto en causa, como ya anteriormente dijimos, y por lo tanto se impute el mérito o el demérito, deben concurrir 3 requisitos: 1. Que el agente, poniendo la causa, advierta por lo menos en confuso el tal efecto que se ha de seguir de aquella causa; 2. Que pueda impedir tal efecto quitando la causa; 3. Que esté obligado a quitar o no poner (la causa)
    El concepto de *acto exterior*, está al mismo tiempo refiriendo los efectos y la causa por la *intención*: y es éste el *núcleo de la DDE*: en lenguaje actual: el acto no es solo la moción de la voluntad ni solo el hecho visible, puesto que en el primer caso se caería en un esencialismo, y en el segundo, en un fisicalismo. Por otro lado, en el mismo texto, san Alfonso, señala que se basa en el texto de santo Tomás: Tomás de Aquino, Santo. Suma de Teología. Madrid, BAC, 2001, par. I-II, q. 73, a. 8, p. 580. Éste, señala que el daño (provocado por los efectos) puede ser de tres tipos: 1. Se prevé el daño y se intenta; 2. Se prevé el daño, y no se intenta; 3. El daño ni se prevé ni se intenta. Más adelante en la misma cita, San Alfonso, vuelve a citar a santo Tomás, quien en otra parte unifica los tres elementos o condiciones señalados en el "voluntario indirecto". Al respecto, fundamenta la reflexión sobre tales condiciones en el tema de la conciencia o conocimiento que se tiene previamente sobre los efectos posibles del acto ("praecognitas" equivalente a "premeditación"). De lo anterior se infiere que la reflexión original, más que centrarse en los efectos, se enfoca más en la causa de esos efectos (intervención o no intervención de la voluntad), para dirimir la moralidad de actos de doble efecto (Tomás de Aquino, *Suma de Teología*, Madrid, BAC, 2001, par. I-II, q. 20, a. 5, p. 208-209). Así entendido el origen del PDE, se infiere que originalmente no había un desarrollo en la reflexión sobre los efectos no queridos, sino que se pone énfasis en la condición del agente que los produce según lo afirmado más adelante por san Alfonso en la cita ya señalada: De lo dicho anteriormente, se deducen muchas cosas para la práctica. 1. El que se embriagó mucho anterior al día festivo, no previendo que de aquello se seguiría la omisión de la misa, no peca por tal omisión. Conforme, a lo que anteriormente, en par. 1, n. 10, establecimos: un hecho subsecuente no se imputa, si no se prevé en sí mismo ni en su causa, el evento (hecho subsecuente); 2. Si la causa que se pone, por su misma naturaleza induce tal efecto malo, aún previéndolo, pero resultante de realizar lo debido y por tanto, no queriéndolo ni intentándolo, en tal caso, de ningún modo es imputable, *si alguna precaución se pone o usa*. De tal modo, no se imputa al médico una polución, cuando se prevé que del contacto con las partes nobles de la mujer (en actividad médica), de modo que no lo intente a propósito. Tampoco se imputa al estudiante (moralista) el estudio de la materia respectiva al sexto precepto, si también, del mismo modo tampoco está pretendiendo el efecto, siempre y cuando repela la complacencia, del acto del que se sigue la polución. La razón es que, no está obligado a quitar la causa, ni a no ponerla, (puesto que) el que la usa (pone) por su derecho, no se puede decir que (sea imputable) el efecto de la causa no intencionada, y por accidente seguido; y todavía mas, en tal caso, se ve más bien que se sufre o padece (el acto), ya que pesa tal efecto. Luego, Por fuerza, no se imputa el efecto seguido de la

1. Que el que opera *prevea* el *efecto* (no querido) que *se sigue*(de esta causa —puesta por el agente—);
2. Que pueda impedir este efecto quitando su causa;
3. Que deba quitar esta causa o, por lo menos, no tenga ningún derecho de ponerla (es decir), que no haya ninguna necesidad, ni ninguna utilidad de ponerla.

Formulación tradicional

Al igual que la anterior, señala la capacidad de prever daños, pero se abre la posibilidad de que se impidan o no, conservando la licitud. Se centra en la pregunta: ¿cuáles son las condiciones para que un acto involuntario de doble efecto sea lícito? Se plantea que un acto involuntario de doble efecto es lícito si se cumplen 4 condiciones:[91]

1. Que la acción en sí misma sea buena o, al menos, indiferente;
2. Que el fin que se persiga sea obtener el efecto bueno y, simplemente, se permita el malo;
3. Que el efecto primero e inmediato que se ha de seguir sea el bueno y no el malo;

---

causa, por otro lado, cuando la honesta y lícita polución se sigue de la equitación. Así mismo, en la comida y la bebida moderada, el efecto no es intentado sino que se sigue sólo por accidente, luego según Th., no es imputable; 3. El confesor no fácilmente debe creer al penitente, que se excusa, por ej., de llegar tarde, blasfemar, etc., cuando tales acciones se buscan excusar como inconscientes o no pretendidas, si ese hábito no se ha intentado (estudiado), la manera de extirparlo utilizando otros medios; en tales casos del voluntario en causa (involuntario), no se excusa la culpa. En sentido contrario, si las diligencias o cuidados son puestos, entonces está dispensado el acto. Conviene que sigamos a las causas que provocan el involuntario: el miedo, la fuerza de la concupiscencia, la ignorancia... Por lo tanto, el origen del PDE es la base de posteriores formulaciones en dos sentidos: 1. En el primer sentido, los moralistas asumen las condiciones y las aplican a partir de la doctrina equiprobabilista de san Alfonso (p. 84 y ss.), añadiendo con ello, una cuarta condición que busca un equilibrio entre la regla propuesta por la ley, y las condiciones subjetivas y objetivas de quien toma la decisión (esto puede observarse en la formulación tradicional del PDE); 2. En el segundo sentido, los autores orientan más la reflexión del PDE en la correlación establecida ya no entre ley y conciencia sino entre la "formalidad de las normas" y la dignidad de la persona. El resultado es que algunos aplican las condiciones prácticamente como "modelo automático" predeterminista de los actos, y en sentido diverso, surge una tendencia a establecer un modelo dinámico que integre la esencia libre de la persona con la objetividad y necesidad de las normas (tendencias de la formulación abierta). La reflexión abierta es planteada desde sus fundamentos antropológicos en el capítulo 2 a partir de la relación de las nociones "directo-indirecto" aplicadas a la intención del acto.

91   Ver: Aurelio Fernández, *Diccionario de Teología Moral* (Burgos: Monte Carmelo, 2004), p. 423. Esta misma formulación aparece por primera vez en Varceno y en Morán: José M. Morán, *Teología Moral I-III* (Madrid: Librería de la viuda e hijo - Librería del amo, 1883), pp. 11-12; Gabriele de Varceno, *Compendium Theologiae Moralis I-III*, 7ª ed. (Ex typographia pontificia et archiepiscopali, Augustae Taurinorum, 1884), p. 8. Es importante señalar que aún cuando el texto de Varceno aparece después del de Morán, su primera edición debió publicarse aproximadamente 1 siglo antes, por lo cual, se infiere que la primera formulación del PDE en las proposiciones contenidas en las cuatro condiciones derivadas de S. Alfonso, es aportada por Varceno. En la presente investigación no se pudo localizar la primera edición de Varceno, sin embargo, el texto puede consultarse en la 7a. edición citada.

4. Que exista una causa proporcionalmente grave para actuar.[92]

Formulación abierta

Comprende criterios de mayor apertura, sin embargo es una formulación menos aprobada[93] que las anteriores. Considera diversas condiciones o propuestas antropológicas. Se abre la posibilidad a la evaluación moral de actos con efectos secundarios no previstos y por ello no posibles de impedir.[94] Se centra en la pregunta: ¿qué evidencias manifiestan el grado de responsabilidad respecto a efectos no deseados? Se plantea que un acto involuntario de doble efecto es lícito si la antropología en que se sustenta:

1. Considera (posible) la no imputabilidad de un efecto (dañino) que se deriva de una acción buena.[95]
2. Señala la posibilidad de un efecto dañino no imputable, cuando ese efecto no es previsto. Señala que cuando existen acciones que no son indiferentes sino acciones moralmente inaceptables, no por ello responsabilizan necesariamente de otras diversas: la falta no es doble sino sólo una.[96]

---

92 En ocasiones, la formulación tradicional también aparece en tres condiciones, que de algún modo incluyen los elementos de las 4 mencionadas. Por ejemplo: Jesús Montánchez. *Teología Moral* (Buenos Aires: Editorial Poblet, 1947).

93 Aunque algunos autores, en general defienden la necesidad de sostener el principio del doble efecto, tienden más a justificar la permanencia de sus condiciones según la formulación tradicional, así por ejemplo: Aurelio Fernández, *Teología Moral, vol. I* (3ª ed., Burgos, Madrid: Facultad de Teología, 1999), pp. 495-496.

94 Conforme a la tesis de la presente investigación, se sostiene que la formulación abierta tiene la limitación de justificar moralmente todas las acciones con efectos no previstos. Por esto, aún cuando la formulación abierta, considera el hecho de que el hombre moderno cuenta con recursos tecnológicos de investigación para prever efectos de posibles acciones ordenadas al bien humano, sin embargo, no considera que, tales recursos no pueden prever los efectos de la libertad humana, ya que estos no se restringen a su verificación empírica. Ésta, es la razón por la cuál no se coincide con la formulación abierta de justificar moralmente todas las acciones con efectos no previstos, sino sólo aquellas que trascienden la mera verificación empírica de los efectos, y que en este caso se enmarcan en el contexto de la Bioética: las que correlacionan hechos con la persona en tres dimensiones: 1. unidad de persona; 2. que conllevan la muerte; y 3. que hacen referencia a las facultades sexuales de persona.

95 La justificación del PDE, y su validez actual, tiene como uno de sus razonamientos más sólidos, el de preservar del relativismo provocado por la evasión de la responsabilidad de los efectos cuando se evade también el principio: "el fin no justifica los medios". Por lo tanto, esta primera formulación se identifica con las dos formulaciones anteriores (la original y la tradicional). Se puede decir que en general todos los autores coinciden con este presupuesto del PDE, y por lo tanto constituye uno de los elementos más claros que han de guiar la reinterpretación de la DDE. Una exposición de su justificación se observa en: Aurelio Fernández. *Teología Moral I*, 3ª ed. (Madrid: Facultad de Teología, 1999), p. 495. En la presente investigación se propone completar la fundamentación del autor con el sentido de responsabilidad o no responsabilidad sobre los efectos no intencionados, según que se esté a la vez en condiciones de "intervenir en ellos" con posibilidad técnica o por obligación moral de buscar alternativas cuando la posibilidad técnica escapa por falta de recursos.

96 Ver: Arthurus Vermeersch. *Theologiae Moralis I* (Pasisiis-Romae: Edita Charles Beyaert, 1926, pp. 119-124). El autor afirma, en el número 129: "el efecto malo que sigue a la acción se permite, no se

3. Para la evaluación del efecto malo, tiene en cuenta el contexto del compromiso ético (inter-cultural). Se le puede denominar "principio del mayor bien posible".[97]

El análisis minucioso de la evolución de la estructura de la DDE se centra en la autorrealización de la persona por su libertad.

Así entendida, la reformulación consiste en un planteamiento que permite superar los límites a que llevan formulaciones previas en las cuales se observan los siguientes límites:

1. Se valora más el acto que la persona que lo ejecuta.
2. Se privilegia una moral fragmentaria de actos encima de una ética integral de la persona.
3. Se atiende más a la posible imputación de evitar que al bien por realizar.
4. Lo físico se impone ante lo trascendente y lo subjetivo.
5. Se sobredimensionan, por un lado, el riesgo ("nada debe escapar a la ley"), por vincularlo a los abusos que se han dado en la historia; y, por

---

imputa si es diversa a la eficiencia inmediata y el permiso excusa la acción proporcionadamente grave en cuanto ésta requiera". El autor afirma que el efecto malo que se sigue de una acción voluntaria, no imputa si el efecto inmediato es diverso (al malo) y la acción es permitida por una razón proporcionadamente grave. Aunque la afirmación del autor es muy general, y por tanto no busca justificar una elección mala, sin evaluarla adecuadamente, pone la reflexión en la dirección de señalar que no obstante existen efectos elegibles sean buenos o malos, así también existen efectos que independientemente de ser buenos o malos, y más aún independientemente de ser malos, no dependen de la voluntad, y por tanto no pueden ser imputables a ella aún en el caso de tener otra responsabilidad por la cual responder por tratarse de efecto el cual sí es generado voluntariamente. La observación parecería superficial pues *podría concluirse que así entendidos los efectos no queridos libremente se quedan solamente en meros accidentes generados en el curso de la acción deliberada*, y por lo tanto, no importantes en lo mínimo para ser tomados en cuenta en la evaluación moral. Sin embargo, atendiendo con más detalle la condición de tales actos, puede afirmarse que esta alternativa presenta una luz de reflexión, lo cual no significa que deba tomarse como una conclusión ni como principio moral, ya que con lo dicho puede inferirse que se derivaría fácilmente en el relativismo de evadir todo efecto no intencionado directamente con el pretexto de atenerse a la evaluación del elegido libremente, en el caso señalado el acto malo. El acento deberá ponerse en la condición que asume el efecto no solamente por una conceptualización preestablecida, sino también por el contexto en el que se relaciona con la libertad de la persona, y por lo tanto, al contexto de intersubjetividad.

97 Esta postura se nutre de las tradicionales, por considerar los efectos nocivos que conlleva la acción como no imputables. Sin embargo, esta última propuesta se distingue en interpretar el PDE, como la situación en que la decisión de un fin no solamente tolera el efecto nocivo, sino que se puede calificar de virtuoso el acto por el cual se tolera ese mal inherente al bien buscado. Ver: Giovanni Guzzetti, *Moral general I* (trad.: Ángel Sáiz, Bilbao: Mensajero, 1968), pp. 7-8, y 184. Esta propuesta en sí misma adolecería de objetividad, si se toma solamente como propuesta subjetiva. No obstante, mediante la reinterpretación de la DDE, esta perspectiva se constituye en una guía fundamental que se considera el PDE en función de la integridad y dignidad humana. Se busca evaluar la libertad no sólo como una discrepancia de valores, sino como una evaluación de valores a partir del valor fundamental de la vida humana. Así, el planteamiento del PDE no consiste ya en un planteamiento sujeto sólo a la estructura legal sino en consideración del contexto de la libertad por la búsqueda del máximo bien en la trascendencia de la persona. Especialmente al plantear la relación de la libertad y el futuro, se puede plantear la dificultad de señalar criterios de evaluación moral, sin un referente a partir de la trascendencia humana, y por tanto la consideración de la esencia humana en relación con el objeto que se plantea como fin. Puede consultarse especialmente la introducción que el autor hace a su obra.

otro lado, el error en la búsqueda del desarrollo científico (los riesgos de investigación como defectos de cumplimiento de la ley, más que como falta de adecuación a unos principios inmutables).[98]

Por lo tanto, los planteamientos tradicionales presentes en las formulaciones citadas del PDE, dejan al descubierto las grandes limitaciones de la moral para una ética contemporánea que busque estar a la altura de las decisiones bioéticas, especialmente las relativas a la vida humana, y los avances científicos respecto a la misma.

La aplicación de la DDE, no sólo no busca evadir la responsabilidad por efectos dañinos, sino que es un planteamiento que tiene como característica fundamental la de atender con todo detalle la posibilidad de la provocación de un daño y la responsabilidad que conlleva.

Por tratarse de un daño grave, sólo es tolerado, y de ningún modo se aprueba, ni tampoco se busca, ni siquiera de modo indirecto.

Esto significa que la DDE implica siempre el bien en la búsqueda de nuevas alternativas posibles. Se proponen entonces los siguientes elementos de interpretación del PDE en el marco de la DDE, considerando la naturaleza y exigencias de la persona humana:

1. El efecto malo se tolera en la búsqueda del bien, que por ser alcanzado de manera limitada y no de manera absoluta, conlleva por los límites de la persona, males que no dependen de la voluntad.[99]

---

98 La reflexión sobre los actos realizados por la persona, exige una distinción sobre todos los demás sucesos de la realidad. En este sentido, la inmutabilidad corresponde a la estructura no predeterminista y no sólo deontológica, según análisis de la p. 40. Los principios éticos así entendidos, no se pueden verificar directamente, ya que emanan de su condición absoluta de la persona, que es fin substancial en sí misma. Luego, los inmutables son principios éticos que expresan lo que permanece en la realización de un fin (por ej. La libertad), son por así decir, la potencialidad siempre presente en la realización esencial del bien de la persona en cada acto. Esta nota es importante, ya que sin ella, podría confundirse el inmutable con una aplicación unívoca y no analógica en los principios morales, con la pretensión de justificarlos de manera dogmática o absolutista, luego por encima de cualesquiera otros principios morales. Por otro lado, aunque la ética de los inmutables coincide con la del *iusnaturalismo* en no limitar el juicio solamente a la *dimensión positiva* de los actos, sin embargo, va más allá del iusnaturalismo, ya que toma como referencia última de valoración, no solamente el *concepto de justicia* sino a la persona misma como ya se ha señalado, luego a partir de los *diálogos multiculturales* en torno a las problemáticas bioéticas, promueve la *interculturalidad*, consistente en justificar aquellas aplicaciones morales que surgidas en contextos democráticos coinciden además con la preservación del bien de *la persona, es decir, la condición inmutable o absoluta* de su esencia. El diálogo así entendido, se basa en la fundamentación de la acción moral en unos principios, no sólo para buscar llevarlos a la práctica de manera deductiva, sino para valorar tal práctica, por su coherencia o concordancia con el principio moral. Dicho en otras palabras, no basta con deducir que una acción es buena para que lo sea, sino que se realice en conformidad con el bien humano (su expresión antropológica). Ver: Alfonso Gómez-Lobo, "The ergon inference", *Phronesis*, vol. 34, núm. 2, 1989, pp. 170-184.

99 El control de la voluntad, sobre los efectos (capacidad de intervenir en los efectos), no se toma en este estudio en un sentido Absoluto, sino dependiendo de las capacidades y límites naturales de la persona.

2. El efecto malo se tolera por la complejidad en la consecución del bien procurado: la tolerancia del efecto malo se verifica no sólo en la intención, sino en las posibilidades de lograr el fin. El fin buscado se define y evalúa por la decisión de la persona, y no sólo por los hechos inmediatamente demostrables. Se destaca la importancia del hecho tanto en el presente como también en su repercusión sobre el futuro. En éste se realizan las decisiones actuales que expresan la unidad de la persona y su trascendencia o naturaleza libre.

3. El efecto malo se tolera teniendo en cuenta que el fin no justifica los medios: Que el efecto bueno no sea causa del malo. No existe intervención, ni control voluntario en el efecto malo.

4. La proporción existente entre el fin de la acción y el efecto malo no se basa simplemente en considerar el derecho o ley vigente, ni en considerar sólo los bienes materiales en juego. Ante todo, se toma como referente de todo derecho a la persona humana en cuanto bien inobjetivable. Esta afirmación incluye que, para no caer en subjetivismo, ni en el proporcionalismo, se considere el contexto intersubjetivo de la persona.

5. Nunca se tolera la búsqueda del efecto malo como medio para facilitar ni para propiciar técnicamente un objetivo, es decir, como medio de la eficacia en la consecución de un fin, existiendo alternativas, si bien más onerosas, pero que no implican ese mal.

La interpretación arriba presentada de la formulación de la DDE es parámetro que sirve a principios morales como el del doble efecto, para que las nuevas perspectivas propiciadas en medio de debates y dilemas ofrezcan a la moral y a los principios morales de uso más frecuente un dinamismo altamente eficiente y creativo con sus planteamientos antropológicos.

Para ello, es necesario aclarar que sus enunciados son el resultado de la reflexión que ha recorrido la historia de la filosofía moral, especialmente a partir de Aristóteles, y han derivado en la definición y formulación del principio del doble efecto, reflexión que puede expresarse con el concepto de voluntario indirecto, concepto que, a su vez, implica dos acepciones que representan corrientes morales históricas completamente distintas y a la vez excluyentes:

• El voluntario indirecto entendido como acción en que alguno o varios efectos no son producidos de modo libre[100] (por ejemplo, por influjo de

---

100 Ver: Aristóteles, *Nichomachean Ethics*, III, 1110a, 15-30. Aristóteles distingue las acciones "naturales" tomadas como tales las acciones empíricas o físicas, para distinguirlas de aquellas en que interviene la voluntad, aunque también sean empíricas. Esta noción del acto humano es retomada por Santo Tomás de Aquino, *Suma de Teología* (Madrid: BAC, 2001), par. II, q. 6, a. 1-2, pp. 102-105, y

amenaza, miedo, peligro, enervante, falta de recursos, ignorancia, leyes de la naturaleza), sin embargo, el fin sí es procurado de modo libre. La característica de estas acciones es que sus efectos suceden independientemente de que las personas prevean o no que van a suceder, ya que son inherentes al fin buscado por la persona, luego, no los puede evitar.

- El voluntario indirecto[101] (otra acepción de "voluntario en su causa"),[102] entendido como acción en que sí está presente la libertad, tanto en el fin como en los efectos, ya que sus efectos no son evitados (por ejemplo: embriagarse, ponerse en circunstancias de peligro, no prever una carestía, no prepararse en una responsabilidad asumida socialmente, hacer juicios temerarios, etc.) La voluntad se dirige a alcanzar como su fin uno distinto a los medios que producen los efectos dañinos, pero no se busca evitar estos.

La característica de tales acciones es que las personas no sólo tienen presentes los efectos dañinos, sino que descartan otros menos dañinos, por ejemplo, para defender unos intereses o ideologías.

Esta división elemental del voluntario indirecto nos permite analizar con mayor detalle la primera acepción: el voluntario indirecto es libre respecto a la causa o, mejor dicho, el fin buscado: puesto que la persona es su causa superior.[103] En cambio, no es libre respecto a los efectos dañinos provocados con la causa puesta para lograr el fin, ya que la causa superior de esos efectos es la naturaleza o una realidad distinta a la libertad de la persona.

---

par. II-II, q. 64, a.7, pp. 536-537. Sobre la participación de la acción sagrada y la intención en los ritos sagrados, ver: Henrico Henriquez. *Summae Theologiae Moralis* (Venetiis: Apud Damianum Zenarum, 1600), pp. 1-65. En el sentido de que el acto aún siendo no voluntario en sus efectos lo es en su fin, ver: Antonio Joseph, *Compendium Salmaticense: Universae Theologiae Moralis I-II*, 4ª ed. (Pompelonae: Apud Benedictum Cosculluela et Joseph Longas, 1791), p. 17 y Francisco Echarri, *Directorio Moral I* ((Murcia: Impreso por Felipe Teruel, 1776), p. 18.

101 El enfoque de la responsabilidad de la voluntad por sus efectos equivale al análisis del voluntario directo, consistente en un enfoque de la responsabilidad a partir de la voluntad en cuanto causa. Se remite a la página señalada para una explicación más detallada de la complementariedad de ambos enfoques, en la nota al pie, sobre el "voluntario in causa". Es importante señalar que *no es en este sentido en el que se aplica el PDE*, en la perspectiva del presente estudio sino sólo cuando la voluntad se dirige al fin pero no a los efectos dañinos. Ya que no se puede decir que la voluntad no se dirige a los efectos dañinos, cuando sí es posible intervenir sobre ellos para que no sucedan.

102 Ver: Jean Marie Aubert, *Compendio de la moral católica* (trad.: Miguel Montes, Valencia-México: Edicep-Librería Parroquial de Clavería, 1989), pp. 75-76.

103 La *causa superior* también puede entenderse en un sentido no absoluto o contingente. En la presente investigación, este concepto más genérico de la causa superior aquellas causas que escapan a la voluntad, tanto porque no puede intervenir directamente en su producción para conseguir el fin, pero también porque no depende de la voluntad la existencia de las mismas. Es decir, son aquellas causas diversas a la voluntad que contribuyen a que sea posible el fin buscado, y que hacen que en alguno de los efectos que lo acompañan. Es así que las causas superiores, por ser diversas a la voluntad, provocan que los efectos que provocan escapen a la voluntad, tanto por la manera eficiente en que provocan el efecto, como por la manera en que permiten su existencia.

Una vez que se observa con todo detalle la estructura de la primera acepción del voluntario indirecto, es posible determinar la responsabilidad de los actos por los efectos producidos:

a) El voluntario indirecto libre con responsabilidad sobre efectos dañinos.
b) El voluntario indirecto libre sin responsabilidad sobre los efectos dañinos.

Llegada la reflexión a este punto, puede establecerse que una u otra opción (la responsabilidad o la no responsabilidad) de la moralidad del acto, son resultado no sólo de la intención (por ejemplo pretender un fin sin atender a los efectos, no importando que sean catastróficos), sino también de la atención al contexto intersubjetivo.[104]

La moral evalúa el acto no sólo por efectos objetivos o materiales ni sólo por motivaciones subjetivas, sino también por una referencia intersubjetiva; es decir, por el contexto de daño o búsqueda de bien con el efecto para las demás personas en cuanto entes trascendentes. Entonces se está en condiciones de valorar como buenas o malas moralmente las acciones en las que se interviene en el fin, por la consideración de los efectos que implican.

Luego, no basta decir que una acción es libre sin considerar sus efectos, a menos que no se esté en condiciones de responder por tales efectos. Pero tampoco se puede decir que una acción por no ser producto de intervención sobre el fin, está exenta de toda valoración sobre el tipo de los efectos producidos.

En sentido estricto solamente la primera acepción (inciso *a*) de voluntario indirecto corresponde a la estructura de la formulación de la DDE, y por ello, será el sentido en que se tome para aplicarlo al principio del doble efecto (en el capítulo 3).[105]

La formulación de la DDE responde a la exigencia de una referencia a reglas que puedan luego aplicarse con rigurosa lógica a problemas morales

---

104 Porque en el efecto infiere no sólo como causa la intención, sino como causa superior, la persona, y en consecuencia, las demás personas. En continuidad con lo apuntado más arriba, cabe destacar que la valoración del acto como sin considerar las alternativas para lograr un determinado fin lleva a un proporcionalismo en el que el criterio fundamental es la eficiencia del objetivo querido, sin atender a los medios más que como facilitadores del objetivo previsto. Se trata de una perspectiva en que la persona humana no es valorada en sí misma como fin, y por tanto como trascendente respecto al objetivo. Ver: Germain Grisez; Russell Shaw, *Ser persona, Curso de Ética* (trad.: Manuel Alcázar García, Madrid: RIALP, 2000), pp. 132-133. En contraste, afirmar la persona es fin en sí misma evita reducirla a lo cuantificable y afirmar su inviolabilidad, y por tanto, su participación en el acto moral de la trascendencia del bien común a los otros.

105 Se disiente con el argumento mencionado, del de autores que señalan que el PDE, debe aplicarse a partir de una fundamentación estrictamente católica o solo para alguna manera particular de moral. Ver: Joseph Boyle. "The principle of double effect: good actions entangled in evil". En: AAVV. *Moral*

que generan dilemas éticos porque se provoca un efecto que causa un daño del cual no se tiene una responsabilidad moral.

Sin la referencia a las reglas propuestas, los principios se interpretarían y aplicarían de modo indiscriminado a cualquier tipo de problema, por ejemplo, aquellos en que se concluye exactamente lo mismo (que no se tiene responsabilidad moral por el efecto dañino provocado), pero obviamente, incluyendo enunciados diversos a los de la DDE en el principio aplicado, como es el caso de los del voluntario indirecto en el sentido de *b*.[106]

Desde el origen del estudio de las acciones humanas y sus efectos, ha estado presente esta acepción del voluntario indirecto (en sentido de *a*), sólo que se ha expresado con diversos conceptos y se ha desarrollado su teoría distinguiéndose de otras figuras, dando lugar a otros principios. Por ejemplo, se encuentra en Aristóteles una referencia a las acciones voluntarias y a las acciones involuntarias.[107] Señala en su reflexión que existen tanto acciones voluntarias como involuntarias, algunas que tienen efectos de daño como cuando se actúa con influjo de miedo. Aunque el autor no propone las distinciones que en la presente investigación se han señalado, sí abre la reflexión dando lugar a un desarrollo de diversas posturas, hasta llegar a la formulación de la DDE propuesta.

Esta formulación supone toda la infraestructura desarrollada especialmente en la práctica y teología moral, conocida como las instituciones morales. Éstas tuvieron en un inicio un fin pastoral en la Iglesia católica, especialmente como guías en la práctica de la confesión; por ello tienen un énfasis de reglamentación de esa práctica. La moral se constituye así, en ciencia normada por la ley, para la cual los actos se evalúan desde un planteamiento ético que destaca la "obligación" en un contexto individualista.[108]

Theology today: Certitudes and doubts (Saint Louis Missouri, USA: Edita The pope John Center, 1984), pp. 243-260. Contrario a los autores mencionados, se sostiene más bien que la aplicación Ética de la DDE en el PDE, parte del argumento de una formulación en la que ocupa un lugar central el uso de la voluntad en el fin querido y la no participación de la intención en los efectos no queridos Se puede verificar la aplicación de el enfoque señalado en el capítulo 3 al que se ha remitido oportunamente.

106 Joseph Boyle. "The principle of double effect: good actions entangled in evil". En: AAVV. *Moral Theology today: Certitudes and doubts* (Saint Louis Missouri, USA: Edita The pope John Center, 1984), pp. 243-260.

107 Aristóteles *Nichomachean Ethics*, III, 1109b, 30.

108 En esta perspectiva la práctica sacramental, que era el objetivo inicial de la Teología Moral, se convierte en un fenómeno que se reduce a la esfera de lo privado. Ver: Aurelio Fernández, *Teología Moral I*, 3ª ed. (Madrid: Facultad de Teología, 1999), pp. 362-363. Como antecedente más inmediato al origen del principio del efecto, puede señalarse la época de los siglos XVI y XVII, con la preocupación individualista de los fieles de "cumplir con los sacramentos" conforme a la custodia de ortodoxia del clero, prácticas que propician la aplicación de principios como el del doble efecto, cuyo objetivo se centra en "medir" qué actos aprobará el eclesiástico, y cuáles no. Los ritos sacramentales se constituyen en fines en si mismos, dejando de lado su esencia. Puesto que lo que importa es cumplir, los principios morales se orientan más a los efectos de los actos (estar presente

Resolución de problemas de perplejidad moral ante circunstancias previstas pero no intencionadas

La DDE expresa su formulación mediante enunciados lógicos[109] en el principio del doble efecto, pero tiene como antecedente inmediato el conjunto de los sistemas morales. Puede señalarse que, desde el momento en que se verifica la convivencia social, es decir, desde el origen de la humanidad ha existido una preocupación por establecer qué actos son lícitos y cuáles no.

Pero los principios que rigen la conducta de algún modo determinado, no siempre han quedado documentados y, en muchas ocasiones, permanecen dispersos, y sin una relación doctrinal. No obstante, mediante la civilización, las diversas culturas establecen sistemas de convivencia, que verifican una consolidación permanente y evolutiva, además de estar sujetas a diversas modificaciones. Así sucede por ejemplo con las instituciones familiares como el matrimonio, las instituciones políticas como los principados, los feudos, las monarquías, o la Constitución en la actualidad.[110]

Las instituciones son, en general, la sistematización de la conducta humana conforme a unos principios jurídicos, religiosos, morales, etc. En la

---

en misa, confesarse por prescripción, etc.) que a una intencionalidad puesta en el fin para el cual se instituye el sacramento: salvación en el compromiso comunitario. Se nota una marca disociación entre lo que se cree y se expresa en los ritos, y lo que se vive en la vida ordinaria. En esta forma de expresión religiosa que marcó esa época, surgen tensiones de propuestas de solución, por un lado, en el sentido de formalizar más aún la práctica religiosa, por lo cual ante la exigencia de corresponder a las obligaciones canónica, los fieles acentúan sus exigencias personales y privadas para ganar el favor de Dios a través de los clérigos y concretamente en el cumplimiento al pie de la letra los sacramentos, más que en el corazón comprometido. Surgen por otro lado, reacciones en el sentido opuesto, también con la intención de agradar a Dios, sólo que más que apegándose a las exigencias legales y ritualistas proponiendo alternativas de mayor participación comunitaria, como el uso de lenguas vernáculas. Esta tensión no se superará hasta tiempo después cuando la oración sacramental se unifica en torno a la unidad de la persona. Ver: P. Ariés; G. Duby, *Historia de la vida privada. El proceso de cambio en la sociedad de los siglos XVI-XVIII* (trad.: Ma. Concepción Martín Montero, Madrid: Taurus ediciones, 1992), pp. 71-111. "...La ética nicomaquea de Aristóteles, de antropocéntrica pasa a ser geocéntrica...con Sto. Tomás. [Por otro lado] Desgraciadamente, el nominalismo, con su individualismo y subjetivismo causó la mayor decadencia también de la teología moral. La libertad, que se pondría incondicionalmente en cada ocasión, hace nacer una moral de los actos concretos, en oposición a una moral de los 'hábitos' tomista. El bien, al que se hace consistir en una correspondencia con una voluntad (auque ésta sea la voluntad divina) hará entrar en la moral del voluntarismo el legalismo. Aunque especulativamente catastrófico, el nominalismo logrará sin embargo recoger un material enorme de hechos y observaciones que darán a continuación a la teología moral un carácter más concreto..." (I. Pacomio; Ardusso; G. Ferreti; G. Ghilberti; Moiolig; D. Mosso; G. Piana; I. Serenthà),
    Diccionario Teológico Interdisciplinar, 2ª. ed. (trad.: Alfonso Ortíz, Salamanca: Ediciones Sígueme, 1987), p. 323.

109 La clave interpretativa de esta investigación está en la aplicación de la DDE en cuanto principio fundamental de la moral y por ello con implicaciones tanto empíricas como metafísicas, en las acciones humanas de doble efecto en que interviene la voluntad. Esta realidad puede ser evaluada prácticamente en el PDE si se analiza con rigor lógico, especialmente a partir de un modelo cognoscitivo dinámico (cap. III). Lo cual no significa que se propugne un sistema moral rigorista, sino que se aborda el hecho moral con una metodología conforme con las leyes de la lógica.

110 Ver: Alfonso García-Gallo, *Atlas histórico-jurídico* (México: PGJ-Instituto de Investigaciones Jurídicas, UNAM-Miguel Ángel Porrúa, 1997), p. 95.

historia moral tienen su expresión más rica, por sus contrastes, en la época casuística.[111] Ésta, gozaba del favor de la estabilidad en el ámbito moral. Sin embargo, dada la natural interrelación con los sistemas de las demás instituciones, al dar signos de "encerramiento" y falta de interdisciplinariedad, llegan a su fin y surgen los sistemas morales formales en el siglo XVI.[112]

Con el ocaso de la casuística, los actos humanos se presentan para su evaluación de modo más realista o concreto y su estudio es asumido con metodolgías inductivas. sin embargo, en este primer acercamiento de la nueva metodología, el problema de los actos de doble efecto sólo se asume desde una perspectiva genérica, es decir, a partir del hecho de que, en ellos, interviene la voluntad de modo directo sobre el efecto por el hecho de preverlo. La intencionalidad queda sujeta o supeditada al hecho de que el acto sea previsto. Luego, basta con que el efecto generado como consecuencia negativa no sea en sí mismo intencionado para que el acto se lícito.[113]

Qué son los sistemas morales

En el contexto de la DDE, los sistemas morales constituyen, en conjunto, un elemento implicado en el desarrollo de la DDE, ya que son la diversificación de disciplinas casuísticas,[114] diversidad que con el tiempo se formaliza o estructura para discriminar de modo explícito las condiciones en las cuales se

---

111 Ver: Ambrosio Filguera, *Summa de casos de conciencia que se disputan en Teología moral*, 2ª ed. (Madrid: Impreso por Melchor Sánchez, 1671).

112 La sistematización que realizan las *instituciones morales*, obedeció a la conformación de tratados académicos que se generan a partir de Trento (1550). Quienes las promovieron fueron los jesuitas, y tomaban como base de la reflexión de los tratados, los casos de conciencia: eran planteamientos que buscaban alternativas de solución especialmente relacionadas con la obligación de restituir y con las censuras. Con ese propósito se inicia en 1553 en el Colegio Romano el estudio de casos de conciencia. Junto con otros tratados, como las para entonces ya existentes "Sumas para confesores" conforman los manuales de Teología Moral, para los cuales el objetivo es la aplicación a la confesión: "Tienen (los manuales), el mismo índice, que se reparte en cuatro apartados: exposición de los principios sobre los actos humanos (un resumen de la doctrina de la I-II de la 'Suma', donde no falta la doctrina sobre el fin), la exposición doctrinal y aplicada a los Mandamientos, la doctrina sobre los Sacramentos y, finalmente, las censuras." Aurelio Fernández, *Teología Moral I*, 3ª ed. (Madrid: Facultad de Teología, 1999), p. 361. Las prácticas privadas de la moral, tienen la característica de fomentar una moral esencialista en la cual prevalece la tensión ente la libertad y la ley. Tensión que se define a partir de la definición de unas características propias de la o inmoralidad del acto. Características que se deducen de que el acto no sea definido, para que sea libre, por hechos como la ignorancia, la concupiscencia, el miedo y la violencia. Ver: Ianuarii Bucceroni, *Comentarii, de natura Theologiae Moralis, de conciencia et de probabilismo, de quarto decalogi praecepto, de sexto et nono decalogi praecepto* (Romae: Ex typographia pontificia in instituto Pii IX, 1910).

113 Ver: Franz Böckle, *Hacia una conciencia cristiana. Conceptos básicos de la moral* (trad.: P. Rafaél Velasco Beteta, Estella, Navarra: Editorial Verbo Divino, 1973), p. 69. De esta metodología moral se deriva el consecuencialismo, como planteamiento ético centrado en la evaluación de los actos que implican un daño, solamente atendiendo a las consecuencias que producen (B. Schüler, "Modos de fundamentar las normas morales", trad.: J. L. Zubizarreta, *Concilium*, vol. 12 (III), núm. 120, diciembre de 1976, pp. 535-548).

114 Ver: André Lalande, *Vocabulario técnico y crítico de la Filosofía*, 2ª ed. (trad.: Luis Alfonso y Oberdan Caletti, Buenos Aires: Editorial El Ateneo, 1966), p. 813.

generan las posibilidades para que un acto sea o no sea lícito, es decir, cuándo está en el error y cuándo no lo está.

Los sistemas[115] constituyen una etapa clave en la formulación de la DDE mediante su aplicación en el principio del doble efecto, ya que se hace énfasis en las condiciones, que deben requerirse para que un acto de doble efecto sea lícito. Esta teoría se desarrolla a partir de la reflexión previa sobre aquellas otras condiciones en las que un acto de doble efecto no es ilícito.

Los sistemas en la moral son conformados por el "conjunto de reglas o principios relacionados entre sí"[116] que orientan la conducta humana y que, por tanto, permiten calificarla moralmente.

En la etapa en que se elaboran, a manera de instituciones morales, se aplican mediante la casuística. Abarcan una época de la moral en que se desarrolla con mayor claridad el conocimiento sobre el que se elaborará el principio del doble efecto,[117] el cual, a su vez, constituye la enunciación lógica y condicional que permite explicitar y aplicar la DDE a casos concretos.

La formulación de la DDE por lo tanto, tiene como base estructural un principio de tipo filosófico-antropológico que se aplica a la conducta humana, y sus categorías o notas distintivas son:

- La referencia a las normas de la ley natural.
- La referencia a la conciencia (libertad) de la persona que realiza la acción.

Históricamente, la problemática filosófica implicada en la aplicación de la DDE en el principio del doble efecto (licitud de acciones que provocan daño), ya en desarrollo desde 1630,[118] la asume San Alfonso María Ligorio,[119]

---

115 Una aportación muy importante para las ciencias modernas y en especial para la Bioética, la constituye la ingeniería heurística elaborada con el enfoque de Sistemas, ya que contribuye eficientemente a la sinergia de los conocimientos, con el fin de correlacionarlos con los problemas de ciencias afines contribuyendo con ello a la transdisciplinaridad y la interdisciplinaridad. Ver: Sybil Parker, *Enciclopedia McGraw-Hill de Ciencia y tecnología V* (México: Mcraw-Hill, 1997), pp. 2367-2368.

116 Ver: AAVV, *Diccionario Enciclopédico Universal Océano Color VI* (Córdoba, España; México: Editorial Océano, 1993), voz: Sistema. También: AAVV. *Enciclopedia Larousse L14 XIII*, (Barcelona: Editorial Larousse Planeta, 1995), p. 4834: "Conjunto ordenado de normas y procedimientos acerca de determinada materia. Conjunto de elementos interrelacionados, entre los cuales existe cierta cohesión y unidad de propósito. Medio o manera utilizados para hacer o decir algo".

117 Ghoos sugiere que la época del desarrollo del principio del doble efecto va desde 1630 con Juan de Sto Tomás hasta la actualidad. Ver: J. Ghoos, "L'acte a double effet: étude de théologie positive", *Ephemerides theologicae lovanienses*, vol. 27, marzo de 1951, pp. 30-52. Como se verá en el capítulo 2, p. 96, la propuesta de Ghoos equivale al enfoque de la DDE, desde una perspectiva "positiva".

118 J. Ghoos, "L'acte a double effet: étude de théologie positive", *Ephemerides theologicae lovanienses*, vol. 27, marzo de 1951, pp. 30-52.

119 San Alfonso María Ligorio (1696-1787), en sus escritos, originalmente orientados hacia el probabilismo, madura gradualmente un sistema que busca un equilibrio entre la conciencia y la ley. En 1762, San Alfonso denomina expresamente a su sistema con el nombre de Equiprobabilismo. Se remite a: J. Ghoos, "L'acte a double effet: étude de théologie positive", *Ephemerides theologicae lovanienses*, vol. 27, marzo de 1951, pp. 84 y ss.

cuando abre la reflexión filosófica que, para empezar, él mismo irá ajustando y corrigiendo con reflexiones subsiguientes, planteando una teoría moral nueva sobre la acción humana a partir de la incertidumbre de la conciencia respecto a las leyes.

El vértice del estudio de San Alfonso se encuentra en la discusión sobre la licitud y la ilicitud[120] del acto humano, según el criterio de la ley y la conciencia. El problema es permanente, ya que explicita el hecho de que la ley es insuficiente por no poder abarcar todas las posibilidades de acción libre, ya que, por definición, el día que lo hiciera, la acción dejaría de ser libre y trascendente (conciencia), para convertirse en predeterminada.[121]

---

120 Se hace un análisis más detallado sobre los planteamientos de S. Alfonso en las pp. 84 y ss.

121 J. Ghoos, "L'acte a double effet: étude de théologie positive", *Ephemerides theologicae lovanienses*, vol. 27, marzo de 1951, p. 160.

Capítulo 2.

Fundamentación
de la teoría del doble efecto

Metafísica del acto humano: gnoseología, antropología
y ontología de la doctrina del doble efecto.

Gnoseología de la doctrina del doble efecto

Para discernir acerca de las aportaciones de las posturas de evaluación moral[1] del acto humano del doble efecto, se toman los principios gnoseológicos para un marco conceptual. Según los principios gnoseológicos de la acción humana, la DDE:

1. No busca un principio fundamental que sirva de verdad (que determine reglas) respecto a los actos de doble efecto, de la que se puedan deducir los demás principios morales.
2. No busca una justificación empírica en la evaluación moral del acto de doble efecto.
3. No busca justificar la ciencia ética en el valor científico–material de la acción humana de doble efecto.
4. La gnoseología[2] de la DDE busca, en todo caso, dar un juicio de valor (del conocimiento) sobre la acción de doble efecto (su referente esencial y sus reglas) justificable a partir de una *forma de conocimiento*.[3]

---

1   Se busca esclarecer para el acto humano, su condición de moralidad (reglas de "bueno-malo"), pero también, su condición fundamental ética: es decir su aportación (según su creatividad y riqueza de trasfondo filosófico-antropológico) al bien humano, de la persona tomada como fin. Ver: J. Fisher Solomon, "Between Determinism and Indeterminism: Notes toward a Potentialist Metaphysics", *SubStance*, vol. 17, núm. 1, 1988, pp. 18-32.

2   La gnoseología tiene la característica de contrastar las formas en que se plantea filosóficamente el conocimiento humano.

3   El estudio filosófico que toma una realidad a partir de su forma es conocido como Fenomenología. Sin embargo, en Gnoseología aún esta metodología de estudio admite diversas acepciones que pueden simplificarse en una metodología que implica a la vez los aspectos empíricos y los aspectos

A partir de las reglas gnoseológicas mencionadas, se puede evaluar la noción del acto del doble efecto de Boyle conforme a las tres propuestas señaladas más arriba, del modo siguiente.

La doctrina del doble efecto evalúa el acto moral por la adecuación de la intención a la expresión de una norma o de la ley

Esta propuesta se identifica con la afirmación de Boyle, porque determina la moralidad del acto a partir de la calificación moral que le da la conciencia. Se sostiene que la conducta humana siempre debe apelar a la conciencia para responder a las exigencias de unos principios inmutables, por ejemplo la siguiente reflexión: "¿qué es el acto voluntario? *Quod provenit ab intrínseco seu a voluntate, cum praevia cognitione finis intenti et circumstantiarum*. Así, el que mata a un hombre creyendo invenciblemente que era fiera, no es homicida; porque no tuvo fin de matar a un hombre, ni en lo que veía descubría esta circunstancia; así, esta muerte le fue involuntaria".[4]

Esta postura tiene dos derivaciones: a) los principios supremos se siguen al pie de la letra; b) los principios supremos se deben adaptar a las condiciones concretas, de modo que para *cualquier situación existan siempre condiciones*, que son las que marcan los límites de la conducta humana.

El contexto de evaluación es un marco de referencia preestablecido doctrinalmente y que se especifica ya sea en unas reglas de conducta o en algún informe o manual ético. Como ya se observó en el apartado de los sistemas morales, existen diversas posturas, desde las que son intransigentes respecto a la ley; por ejemplo, si toda conducta debe hacer referencia a la ley, presentada al menos en forma de principios excepcionales, o de *condiciones predeterminadas* pero, en sentido opuesto, también existen las posturas que relativizan por completo la ley.

En la actualidad, estas posturas se analizan teóricamente desde su derivación lógica a partir de considerar una posibilidad especulativa, por ejemplo, la moralidad o no de que un profesional revele el sigilo profesional a fin de salvar la vida a una persona.[5] En el enfoque legal del acto humano, se sostiene

---

no empíricos de los efectos intencionados y los no intencionádose puede designar como "natural" al conjunto de datos empíricos y como "sobrenatural" al del conocimiento inferido a partir de la revelación o el dogma dado en religión. Puede consultarse un planteamiento para el análisis de los fenómenos naturales en contraste con aquellos que también pueden ser conocidos a partir de la evidencia pero sin estar sujetos a demostración empírica en: Domingo López, *Fenomenología de la sacralidad de la vida* (México: Tesis Presentada en el Instituto Juan Pablo II, 2007).

4   Ver: Domingo Díez, *Clave de Teología Moral* , 5ª ed. (Librería Católica de don Gregorio del amo, 1891), p. 3.

5   Ver: T.L. Beauchamp; J:F: Childress, *Principios de Ética biomédica* (trad.: Teresa Gracia, Javier Júdez, Lydia Feito, Barcelona: Editorial Masson, 1999), pp. 8-9.

que la ley ilumina la razonabilidad del acto humano y, por lo tanto, precede a toda valoración de los efectos.

Esta postura sostiene que sigue prevaleciendo la ley aun en casos que implican dilemas, como el mencionado, para los cuales se aplica un principio condicional, según el cual, cada cultura o contexto moral, determina las condiciones de conducta ética, en coherencia con unas reglas inmutables.[6] Los efectos quedan sujetos a la valoración moral del acto en sí. El eje de valoración de la moralidad es la ley.

Esta postura resulta de considerar que no es posible que la evaluación moral esté sujeta a la intención del agente del acto, ya que se trataría de una evaluación abiertamente subjetiva, por lo tanto, lo que queda es que el acto moral responda a unas normas dadas moralmente.

La propuesta señalada no soluciona la objeción según la cual los efectos previstos no se distinguen realmente de los efectos pretendidos con el acto, por lo cual unos u otros se imputarían al agente causante, y la única alternativa para eximir de la responsabilidad que conllevan es recurrir a un principio de doble efecto, y aplicarlo bajo condiciones determinadas por los mismos moralistas.

La doctrina de doble efecto evalúa el acto moral a partir de la naturaleza intrínseca de sus efectos

Al igual que la postura anterior, se afirma que los actos tienen en sí mismos una naturaleza interna; la diferencia con la postura anterior radica en que se afirma que esa naturaleza, definida como intrínseca está determinada por causas diversas, que inciden directamente en el acto, generando efectos por los cuales se establece su moralidad (además de la concordancia de la intención con la ley,[7] también puede ser su concordancia con las circunstancias concretas).[8] Los efectos extrínsecos son, entonces, los que no se definen ni por las reglas morales ni por las circunstancias concretas, sino los que se definen de modo arbitrario o meramente subjetivo; por ejemplo, al "no respetar" una determinada jerarquía de valores.[9]

La responsabilidad moral es independiente de la intención con que se realizan los actos; luego, considerar la intencionalidad no es parámetro de

---

6   Los principios entendidos como reglas se diferencian de los principios inmutables.

7   Ver: Paul Ramsey, "The Wedge: not so Simple". *The Hastings Center Report*, vol. 1, núm. 3, diciembre de 1971, pp. 11-12.

8   Ver: B. Schüler, "Modos de fundamentar las normas morales", trad.: J. L. Zubizarreta, *Concilium*, vol. 12 (III), núm. 120, diciembre de 1976, pp. 535-548.

9   Ver: Paul Ramsey, "The Enforcement of Morals: nonTherapeutic Research on Children", *The Hastings Center Report*, vol. 6, núm. 4, agosto de 1976, pp. 21-30.

evaluación moral. Lo que debiera ser objeto de evaluación moral es la correspondencia del resultado final con la causa.

Puesto que existe una causa de la moralidad, ésta puede verificarse en los efectos o circunstancias. Se utiliza el término "intrínseco" para señalar que la calificación moral no depende ni de las consecuencias ni de una ley preestablecida, y ni siquiera de la intención, sino del acto en sí considerado a partir de la causa que lo determina en unas circunstancias específicas, de lo cual se deriva su moralidad.

Puede ser la causa, por ejemplo, una voluntad suprema que se manifiesta en la ley, dando a la acción determinada por tal ley un calificativo de "intrínsecamente" buena o mala. Obsérvese la siguiente afirmación: "En plena Edad Media, y cuando ya se había aceptado por otros muchos autores una interpretación más tolerante y abierta a la prohibición de matar, la escuela franciscana defiende de nuevo su carácter absoluto. La muerte de un hombre sólo estará permitida por una dispensa formal de Dios, pues ninguna otra persona podrá arrogarse semejante poder...".[10] Pero también puede ser la causa la misma naturaleza de la realidad, (y por lo tanto, lo que se entiende como esencia de la naturaleza), la que por sí misma se impone como precedente de moralidad antes que cualquier intención.

Se tiene la siguiente afirmación: "...en este caso, el ataque de Niezsche se dirigía contra la idea de que existiera una sustancia pura separada de la naturaleza pero que sin embargo interviniera para causar acciones en el mundo".[11] Así como en la primera postura se antepone la ley como presupuesto de toda valoración moral del acto, en esta otra postura se antepone la relación de la causa el efecto como presupuesto de toda valoración moral de los actos.[12] Se pone el énfasis en el acto verificable, es decir en los resultados que se generarán como consecuencia, más que en el acto como realidad inherente al sujeto que lo realiza con una voluntad determinada; por ello, esta postura se opone abiertamente a Boyle. El acto, por su naturaleza, incide en la determinación de la moralidad de quien lo lleva a cabo. El eje de la valoración moral es la relación causa-efecto.

---

10 Ver: Eduardo López, *Ética y vida* (San Pablo, Madrid, 1990), p. 13.

11 Ver: Philippa Foot, *Bondad natural. Una visión naturalista de la Ética* (trad: Ramon Vilà Vernis, Barcelona: Paidós Ibérica, 2002), pp. 185-186.

12 Es importante señalar esta postura, ya que indica que la *relación causa-efecto* en la evaluación del acto, no considera o no toma como referente, una *antropología de la unidad de la persona*, integrada en su condición corpóreo-espiritual. Es decir, sólo hace derivaciones a partir de la relación causa-efecto del acto. Es la base de la *moral de situación*. Ver: Anselmo Gunthor, *La moral de situación: decisiones morales en contra de la ley* (trad.: Arrate Echániz-Iñaki Aizpurua, Madrid: Ediciones Paulinas, 1971).

El planteamiento que se expone, está a la base de las propuestas que surgen con la llamada moral renovada y, en general, en los desarrollos de la moral contemporánea y resulta de considerar que la moral está sujeta a los efectos del acto, lo cual no se convertiría en un subjetivismo si se atiende a la naturaleza intrínseca de los efectos y, por lo tanto, a su relación que guardan con determinada causa, destacando la intervención de ésta en los efectos.

Por lo tanto, la naturaleza de los efectos es lo que da un calificativo a la intencionalidad, sea que la causa de tales efectos sea o no física. En el caso en que se considera la causa de los efectos como física, entonces la moralidad consistirá en una interpretación lingüística o simbólica de esos hechos físicos.

En éste último sentido se realiza la siguiente afirmación: "muchas cosas que los seres humanos hacen no son identificables como un tipo de acción particular, a menos que se vean e interpreten como algo procedente de un conjunto particular de deseos y creencias [. . .] comprar y vender, comprometerse y casarse, mentir y contar cuentos. Pero esto también puede ser cierto en acciones más básicas, como matar o dejar morir, que aparentemente sólo son físicas".[13]

También en este caso se recurre a un principio de doble efecto, pero no para justificar el acto humano en términos del bien de la persona, sino en términos de lenguaje. Las condiciones del principio del doble efecto se constituyen en parámetros de interpretación de la conducta no tanto considerando la libertad por la intervención en los efectos, sino por la significación que se hace de los efectos producidos con el acto.

---

13 Para Kenny, lo que no es físico no tiene substancia y por ello no se le puede considerar como causa. La interpretación para Kenny es el juicio de la mente a partir de unos esquemas *lingüísticos*. Kenny defiende su argumento, señalando que lo que se puede conocer ordinariamente como "intenciones": son en realidad, más bien la interpretación que se "agregan a las acciones básicas-o físicas", por ejemplo, la diferencia entre matar y asesinar, sería, el conjunto de reglas morales-jurídicas del concepto asesinar. La responsabilidad moral se identifica en ese sentido con la jurídica, según lo cual, la moral de cada cultura es la que guía el sentido, orientación y definición de las leyes. La ley objetiva se reduce a la ley positiva. La intención se conoce por la interpretación *lingüística de la acción*: Significaría que puede justificarse una acción en la que se hace un daño, sin quien la aplica justifica "buena intención": "muy a menudo cuando asignamos una intención a una acción humana, estamos atribuyéndole al agente ciertas razones para actuar". Ver: Anthony Kenny, *La metafísica de la mente. Filosofía, Psicología, Lingüística* (trad.: Francisco Rodríguez Consuegra, Barcelona: Paidós Ibérica, 2000) p. 35.

La doctrina del doble efecto evalúa el acto moral desde la perspectiva de la consideración de su causa en la persona humana según su naturaleza

En reacción a las propuestas anteriores, pero, a la vez, en un esfuerzo de integrar sus aportaciones, se genera la alternativa centrada en la persona.[14] Ésta considera que los actos morales se evalúan tomando como referente esencial la autonomía de la persona por el uso de su libertad. El eje de la valoración moral es la libertad humana y su referencia a las normas.

Esta afirmación sostiene que la evaluación moral del acto depende de la intención, pero no considerada ésta como causa del acto sino sólo en sentido análogo, ya que la causa real del acto es la persona y es en referencia a la misma que se deben evaluar el acto, sus efectos y su intencionalidad. La distinción entre los efectos intencionados y los efectos previstos es necesaria para clarificar la responsabilidad que se puede tener de efectos previstos aún en el caso de no ser "intencionados", ya que no basta la significación que se da al efecto en sí, sino que es necesaria su referencia intersubjetiva.

Como puede observarse, los tres planteamientos presentan fuertes incidencias así como marcadas diferencias, de lo cual derivan en una gran cantidad de posibilidades o alternativas para evaluar el acto moral, pero que pueden clarificarse en tres vertientes antropológicas a que dan lugar.

Antropologías que fundamentan las alternativas gnoseológicas de la doctrina del doble efecto

Antropología normativa o deductiva

Una primera aproximación antropológica de la DEE es la que se fundamenta en un enfoque antropológico legal de la evaluación moral del acto humano. Esta antropología ha tenido diversos matices, que van desde los más conservadores como la casuística hasta los más vanguardistas como la renovación moral. La dirección de unos y otros va desde el rigorismo hasta el laxismo. Filosóficamente, los extremos de tales posturas se encuentran en el existencialismo inmanente y en el esencialismo (los cuales se tratarán más adelante).

Como ejemplo ilustrativo de esta antropología, considérese la siguiente afirmación: "Lo específico de la conducta humana es su sentido, que no se puede determinar ni desde hechos mentales, ni desde rasgos del mundo, sino

---

14   La realidad de la persona se plantea como parámetro de argumentación de la DDE sobre la eticidad de los actos, es decir su evaluación moral, ya que tienen su causa en la persona, manifestada en la libertad.

desde *sistemas simbólicos*, algo que no es ni físico ni psicológico, ni material ni mental".[15]

En la afirmación citada se entiende la realidad como resultado de un conjunto de símbolos. Luego, quiere decir que, desde un punto de vista gnoseológico, el conocimiento es aquella realidad que resulta de la relación entre el razonamiento y determinado conjunto de símbolos. Dicho de otro modo, lo que existe o es (en ontología) constituye lo susceptible de ser conocido a través de un conjunto de símbolos.

Ahora bien, ¿cuál es la naturaleza de eso que es o existe?, ¿cuál es la naturaleza de la acción humana? Esta pregunta de la ontología abre la reflexión para indagar más allá del símbolo que es aprehendido por la razón o quedarse sólo en ese nivel significante, como acontece, por ejemplo, en la lógica simbólica. La postura semántica se centra en esta opción, por lo cual la evaluación moral parte de considerar la acción humana como conjunto de interconexiones lógicas a partir de las cuales se derivan los razonamientos y la evaluación moral.[16]

La persona se considera como medio o elemento de la totalidad. El efecto de la acción humana se evalúa en relación a un contexto natural o sistemático (preestablecido) del cual adquiere su sentido e importancia. Este enfoque tiene la característica propia de establecer las condiciones del sistema de referencia (colectivismo, minimalismo, contractualismo, principialismo, condicionalismo). La realidad a la que se refiere la simbolización puede ser natural o preestablecida por común acuerdo.

Antropología positivista

En reacción a la antropología centrada en el acto humano, se formaliza una antropología positivista, la cual se centra en los efectos que resultan del acto humano. La DDE así enfocada se desarrolla en distintas perspectivas que van desde el fisicalismo hasta el absolutismo moral. Entre las corrientes doctrinales más representativas en que se manifiesta esta antropología en la época contemporánea, se pueden señalar el pragmatismo y el utilitarismo. En este planteamiento antropológico es en el que se han generado las reflexiones más

---

15 Ver: Anthony Kenny, *La metafísica de la mente. Filosofía, Psicología, Lingüística* (trad.: Francisco Rodríguez Consuegra, Barcelona: Paidós Ibérica, 2000), p. 16. En su forma de entender el conocimiento de la acción humana, el autor descarta la relación causa-efecto entre el agente del acto y el acto verificable en las páginas 34 y 35.

16 Para autores como Anscombe, el rigor lógico es la base del entendimiento de la naturaleza de la conducta humana, de modo que el análisis del significado del lenguaje es suficiente para deducir la moralidad de la acción a la que hace referencia. Ver: G.E.M. Anscombe; S. Morgenbesser, "The Two Kinds of Error in Action" (Symposium: Human action). *The Journal of Philosophy*, vol. 60, núm. 14, julio de 1963, pp. 393-401.

agudas en sentidos contrarios respecto a la DDE. La antropología positiva se genera a partir de la fundamentación propuesta por Juan de Santo Tomás[17]

---

17   Juan de Santo Tomás desarrolla las condiciones en que se ha de generar el acto humano, entendido como "indirecto", es decir con efectos no intencionados, de modo que concluye que "seria falso decir que es imputable (un efecto) porque se conoce si no existe la intención de dañar: *"Tota difficultas est, quomodo talis circumstantia quid, seu eventus futurus addat, vel minuat istam bonitatem, vel malitiam, et quid requiratur ut talis eventus addat, vel minuat illam. Nam D. Thomas distinguit de eventu praecogitato, vel non praecogitato. Et quando est praecogitatus, generaliter dicit, quod addit bonitatem, vel malitiam. Cui videtur concordare resolutio ejusdem D. Thomae infra quaest. LXXIII, art. VIII, ubi non solum quando est damnum intentum et praevisum, sed etiam quando est praevisum, et non intentum dicit aggravare malitiam, licet si intentum sit directe aggravel, quando est praevisum, sed non intentum, indirecte: et hoc quod ibi distinxit D. Thomas hic compendio posuit unico verbo dicens, quod eventus sequens si est praecogitatus addit malitiam, includens ibi tam additionem directam, quam indirectam, licet verum sit quod in illa quaestione LXXIII, art. VIII at primum dicit, quod sicut supra dictum est cum de bonitate, et malitia exteriorum actuum ageretur eventus sequens si sit praevisus, et intentus addit ad malitiam, vel bonitatem actus. Quod verum est, sed non solum quando est intentus, sed etiam quando praevisus. Est tamen difficilis haec doctrina propter multa nocumenta, quae sequi popssunt, et praevidenter in aliqua actione, nec tamen idcirco imputantur ad peccatum, si in illa actione utitur quis jure suo: verbi gratia si mulier pulchra scit se esse adamandam si exeat ad ecclesiam, aut si decenter se ornet, vel deambulet in horto, non teneur ab his se abstinere propter malum eventum, qui inde sequitur. Si quis vendit agnum, et scit a Judaeo emi ad sacrificandum, non teneturillum non vendere: si quis se defendens videt alterum occidendum, non tenetur abstinere a defensione sua; et qui dat sacramentum peccatori occulto, aut qui contrahit matrimonium cum existente in peccato, non tenetur ab his se abstinere propter damnum, quod inde sequitur in altero, qui peccat ex tali actione. Ergo falsum est quod si damnum est praecogitatum, seu praevisum, inde seddatur actus malus etiam indirecte seu augeatur malitia"* (Joannis a S. Thoma, *Tractatus De bonitate et malitia actuum humanorum*. En: *Cursus Theologicus*, vol. VI, disp 11, a. 6, n. 33, París: Ludovicus Vives Editor, 1886, pp. 79 y ss).

Se propone la siguiente traducción: "Todo el problema está en, cómo, tal circunstancia o evento futuro, pueden aumentar o disminuir esta bondad o malicia, y qué se requiera para que tal circunstancia la modifique. Pues D. Thomas distingue circunstancia prevista e imprevista. Y cuando es prevista, generalmente dice que añade bondad o malicia. Lo cual concuerda con la solución del mismo D. Thomas bajo la cuestión 73va., art. 8° dónde, cuando el daño no sólo es intentado y previsto, sino que también cuando es previsto, y no intentado, dice que agrava malicia, aunque intentado indirectamente, agrava cuando es previsto, pero no intentado indirectamente: y ésto, que ahí entendió D. Thomas, aquí lo sintetizó, con una sola palabra, diciendo que el evento siguiente, si es previsto, añade malicia, incluyendo ahí tanto modificación directa como indirecta, aunque sea verdad lo que en aquella cuestión 73va., art. 8° diga en primer lugar, que así como antes se dijo acerca de la bondad y malicia de los actos externos, se trata del evento siguiente si es previsto, e intentado, añade malicia o bondad al cato. Lo cual es verdad, pero no sólo cuando es intentado, sino también cuando es previsto. sin embargo, es difícil ésta doctrina por los muchos daños que pueden seguirse, y pueden preverse en alguna acción, sin que por eso se impute pecado, si en esa acción cada quien defiende su propio derecho. Por ejemplo, si una mujer hermosa sabe que va a ser pretendida al dirigirse a la iglesia, o si se atavía decentemente, o se pasea en su huerto, no está obligada a abstenerse por la mala consecuencia que de ahí se siga. si alguien vende un campo y conoce que es comprado por un judío para ofrecer sacrificio, no está obligado a no venderlo, si alguno para defenderse, ve que otro va a morir, no está obligado a detener su defensa; si alguien da un sacramento a un pecador oculto, o alguien contra matrimonio con alguien en pecado, no tiene obligación de abstenerse, por el daño que de ahí se siga en el otro, que peca por tal acción. Por tanto, es falso que si el daño es conocido, de ahí se siga que el acto malo, aún indirectamente aumente la malicia".

La aportación de Juan de Santo Tomás, es agrega una nueva reflexión a las formulaciones de la DDE en el PDE, abriendo un debate histórico que hunde sus raíces hasta las consideraciones antropológicas relativas al modo de aplicar la DDE en el PDE. Es decir, ya no se trata simplemente de que Juan de Santo Tomás niegue lo que santo Tomás de Aquino afirma, a saber, la imputabilidad de efectos por el hecho de ser conocidos. Lo que se argumenta en la nueva teoría es que puede existir junto con la claridad en el conocimiento del efecto que se producirá, también, una claridad en la intencionalidad de que no se produzca. El debate abierto ha marcado la reflexión moral de todos los tiempos, y en la moral contemporánea es expuesto por McCormick en su estudio: R.

y toma su nombre del dado a su noción en el estudio realizado por Ghoos.[18]

Antropología centrada en la persona

En contraste con la postura antropológica señalada, se incuba en la DDE una antropología que llega a su germinación alrededor de los años 70's,[19] con la reflexión de los problemas de la DDE guiada por el papel de la libertad de la persona. Esta antropología se centra en la reflexión sobre la persona como causa junto con otras causas, del acto de doble efecto. La persona, es factor determinante, por su libertad en la moralidad del acto; esto no obstante coparticipar como causa junto a otras en la generación de los efectos. La particularidad de esta afirmación radica en que, a diferencia de otras causas

---

McCormick, "El principio del doble efecto", trad.: Goñi Grandmontagne, *Concilium*, vol. 12 (III), núm. 120, diciembre de 1976, pp. 564-582. En su análisis, McCormick centra el problema en un punto medular: la relación "directo-indirecto" como explicación necesaria para comprender la naturaleza del principio del doble efecto, explicación que por otro lado, está presente en la base de la diferencia entre el argumento de Juan de Santo Tomás y el de Santo Tomás de Aquino. La solución que se propone en la presente investigación no está en afirmar el argumento de uno y negar el del otro, sino en *integrar ambos en el contexto de una antropología*, y derivar la lógica de sus proposiciones, conforme a lo planteado en la hipótesis inicial. Por lo anterior, resulta esclarecedora para dicha tarea retomar la lectura de la nota de la p. 55 y ss. Se sugiere por otro lado, la revisión de algunos estudios relativos al planteamiento de McComick, con sus respectivas conclusiones orientadas, ya sea a desarticular la importancia del PDE o para reafirmarla. Entre otros, se señalan los siguientes: Richard A. McCormick "Bioethics in the Public Forum", *The Milbank Memorial Fund Quarterly. Health and Society*, vol. 61, núm. 1, (Special Issue: The Problem of personhood: Biomedical, Social, Legal, and Policy Views), 1983, pp. 113-126; Richard McCormick, "Theology and Bioethics", *The Hastings Center Report*, vol. 19, núm. 2, marzo-abril de 1989, pp. 5-10; P. Ramsey; R. McCormick, "Ramsey and McCormick, revisited", *The Hastings Center Report*, vol. 17, núm. 1, febrero de 1987, p. 39. Derivada de esta problemática se ha generado gran cantidad de estudios sobre el principio del doble efecto. Algunos de los más emblemáticos son mencionados en la bibliografía complementaria al final de la presente investigación. Por su parte, McCormick, aporta su propia orientación onológica del problema, la cual servirá de base para la antropología positivista. Al respecto señala que *no es necesaria la distinción directo-indirecto en los actos de doble efecto*. En consecuencia, según el planteamiento de McCormick, la imputación del daño producido con el efecto, no es posible por el solo hecho de conocer el daño que se producirá. En cambio, tal imputación se desvanece por el solo hecho de que la intención consista simplemente en señalar que no se ha querido dañar.

18 Ver: J. Ghoos, "L'acte a double effet: étude de théologie positive", *Ephemerides theologicae lovanienses*, vol. 27, marzo de 1951.

19 Una obra planteada con este enfoque es: Albert Marechal, *Realizarse en la acción. Hacia la persona concreta* (trad.: Ramiro Gual, Barcelona: Editorial Nova Terra, 1970). Este enfoque de la antropología en el contexto del problema de los actos de doble efecto, surge en respuesta al enfoque positivista, y, a diferencia de lo establecido por McCormick respecto a que la diferencia entre directo-indirecto no es importante, se afirma precisamente lo contrario. Se plantea que no basta la intención para dirimir la evaluación moral del acto, ya que el solo hecho de no tener la intención de provocar un daño en el fin buscado, justificaría el uso de medios malos para lograr un fin bueno. Como esto es moralmente inaceptable, entonces, el PDE, se justifica sólo si bajo ninguna circunstancia se pone en las circunstancias de justificar los medios malos en la búsqueda del fin bueno, independientemente de la formulación con que se plantee. Y esto no es posible si no se considera esencialmente necesaria la distinción directo-indirecto de la voluntad. Sólo se atendería a evaluar moralmente los efectos producidos intencionalmente con el resultado de un *origen* de un *absolutismo* subjetivista (ver nota sobre la "conciencia" en p. 44), o de un proporcionalismo que justifica la moralidad del acto de doble efecto basándose en la evaluación de los daños posibles y contrastándola con la evaluación de los bienes posibles, en una perspectiva que toma como punto de partida, el que no se tiene la intención de hacer un daño, sino de buscar el bien.

verificables o concretizadas en los efectos, la persona, en cuanto se verifica su ingerencia en el efecto, puede establecerse como un parámetro evidente de referencia a la vez concreto o verificable y, al mismo tiempo, superior a todo orden de verificación por su libertad.

Por tanto, la DDE busca responder a los problemas planteados tomando como vértice de evaluación no sólo el acto humano en sus efectos, sino a partir de la persona misma como causa. La antropología centrada en la persona también ha tenido diversidad de matices, que pueden extrapolarse en la consideración trascendente[20] de la persona, y la consideración de la persona en términos de historicidad, según se considere la verificabilidad empirica de la realidad humana o se trascienda.

A diferencia de la primera forma mencionada de antropología, de tipo determinista, la segunda es una antropología que establece elementos teóricos referidos a realidades no empíricas para la aplicación de sistemas morales no deterministas. En estos, la proporción entre el daño provocado por los efectos y el bien conseguido por las causas no empíricas en la consecución de un mismo fin es la base lógica para fundamentar la regla de la proporcionalidad en la DDE, ya que considera ambas instancias de la realidad no sólo en su verificabilidad, sino también en la posibilidad de intervenir la voluntad en unas y otras. Así entendida, la proporción no se especifica solamente porque los efectos del acto se consideren como variables cuantitativas, sino además como variables cualitativas.

Es obvio que, en todo acto, en cuanto que es valorado cuantitativamente por los beneficios o bienes que genera, se puede hacer una valoración automática de esa bondad suya, sin requerir de ello más que de una ecuación lógica que puede inclusive interpretar y definir una computadora.

Lo que no resulta tan claro es el grado de responsabilidad que se tiene de los efectos dañinos que produzca el acto en la consecución de ese bien, ya que para determinar esa responsabilidad no basta considerar que se quiere un bien. Sin embargo, esta complejidad en la valoración moral del acto no se sortea simplemente conociendo los daños en términos cuantitativos, aunque ello resulte altamente ilustrativo y orientador (pero también fuente de manipulación) del criterio de la conducta (conciencia). Por ello se requiere además de la iluminación de los datos estadísticos y cuantitativos, de la apor-

---

20 Si se considera análogamente a la persona como una realidad física entre los demás seres físicos, la persona ocupa un lugar preeminente, ya que considerada como realidad física, es también realidad no corpórea, y por esta característica es que a diferencia de todos los demás entes, conserva su identidad independientemente de cualquier circunstancia de cambio físico. Cfr., "sistema absoluto" en: AAVV. *Diccionario Enciclopédico Quillet XI* (México: Editorial Cumbre), p. 249.

tación filosófica sobre la naturaleza de los hechos en conformidad con la naturaleza humana a la cual se refieren en la toma de decisiones.

Se analiza la correspondencia entre el bien provocado y querido con una exigencia que no puede prescindir de considerar un mal provocado, aunque no querido, por la intervención indirecta de la voluntad. En la correspondencia de ambos grupos de efectos no se llega a una deliberación por el bien o el daño provocados en un sentido meramente cuantitativo.

No se trata de determinar la moralidad de una acción basándose sólo en los datos aportados por la cantidad de daño o de bien en el fin buscado. Una consideración no determinística no parte solamente de los datos aportados mediante las cantidades para determinar una acción específica.

Ontología de la doctrina del doble efecto

El estudio de los actos de doble efecto en la DDE genera el siguiente concepto que refleja su estructura real:[21] Se entiende la DDE como noción referida a acciones humanas de doble efecto conocidas y valoradas en cuanto que tratan de hechos en los que interviene la libertad humana, no obstante implicar efectos respecto de los cuales no se predetermina la responsabilidad, no obstante ser dañinos.

¿Cuáles son esos hechos resultantes de actos de doble efecto analizados por la DDE? ¿Se pueden cuantificar o al menos delimitar con alguna noción abarcante? Las respuestas posibles, se pueden desarrollar a partir del lugar que ocupa la persona en el razonamiento para la evaluación moral de la acción de doble efecto:

1. Enfoque esencialista
2. Enfoque inmanente
3. Enfoque trascendente

El elemento común de estas perspectivas es que identifican la acción humana como realidad en la cual su libertad permite discriminar la responsabilidad moral respecto a diversos efectos provocados.

---

21   Cruz, afirma que "cuando tratamos de responder a la pregunta por los tipos de entidades que pueblan el mundo, por sus relaciones y su naturaleza esencial, hacemos ontología". Ver: Manuel Cruz, *Acción humana* (Barcelona: Ariel, 1997), p. 13.

Enfoque esencialista

Presente en prácticamente toda la historia de la moral, llega a su punto crítico en los sistemas morales y casuísticos de la moral tradicional.[22] En pleno siglo XVIII, el enfoque esencialista de la evaluación moral de los actos humanos, alcanza su cúlmen, para luego ir gradualmente cayendo en decadencia.[23]

El esencialismo es el extremo en el que se estancan los planteamientos originales (a partir del acto voluntario) de Aristóteles, santo Tomás de Aquino y Juan de Santo Tomás, los cuales, sin ser esencialistas, son tomados en sus principios por la fuerte corriente esencialista del siglo XVIII, pero, a la vez, se ponen las bases teórico-especulativas[24] que se desarrollan en la moral del existencialismo y del enfoque trascendente. Consiste en calificar los actos al margen de su implicación existencial o concreta para centrarse exclusivamente en la especulación, a partir de la cual se llega a las conclusiones y evaluaciones de dichos actos.

Enfoque inmanente

En reacción al esencialismo se genera el enfoque existencialista, del estudio de los actos humanos pero en dos dimensiones: a nivel inmanente y a nivel trascendente. El primero consiste en poner como horizonte del acto humano la determinación histórica de la persona. Plantea que la persona mediante sus elecciones define en los efectos inmediatos, la naturaleza de su moralidad.

Lo afirmado significa que basta que la persona intencione o no un determinado efecto para considerar el valor moral de dicho efecto y, a partir de ello, la moralidad de la persona. El efecto de la acción humana se evalúa por la relación lógica entre la persona que intenciona un determinado fin y el efecto verificable provocado con dicho fin. Se considera, por tanto, el daño o bien propiciado al intencionar determinado fin (por ejemplo, relativismo,

---

22   La valoración de la moralidad a partir de la consideración del acto, se centra ante todo en la evaluación de la elección que se hace mediante la conciencia, la cual prácticamente es pasiva ante las leyes, que la regulan ya sea externamente (leyes positivas), o internamente (leyes divinas o religiosas). Ver: Bartholomaeo Mastrio, *Theología Moralis*, 6ª ed. (Venetiis: Apud Antonium Mora, 1723), disp. I, qq. 1ª-4ª.

23   Las múltiples divisiones o clasificaciones del acto refuerzan el enfoque moral no desde los hechos o problemas concretos, sino desde una teoría, desde la cual se han de deducir las decisiones morales. un texto bastante ilustrativo es: Diego González, *Suma moral en la que se da instrucción sólida y clara en los principios y doctrinas morales I* (Pamplona: Imprenta de Martín Joseph de Rada, 1757), trat. I, a. 1-6, pp. 1-21.

24   Destacados moralistas, contribuyen a ensanchar con sus reflexiones y organización del material teórico, los horizontes abiertos para la reflexión sobre los actos humanos y sus implicaciones. Por ejemplo: Anacleti Reiffenstuel, *Theología Moralis* (Venezia-Italia: Apud Remondini, Bassani, 1773), trac. I, dists. 2ª-4ª, pp. 1-62. Tales serán los presupuestos necesarios para que en la época contemporánea con el bagaje teórico acumulado por siglos, se aventure el espíritu reflexivo de la moral a indagar la valoración moral desde el ángulo de la responsabilidad inherente a la naturaleza humana, más que la determinación legal externa a ella.

consecuencialismo, proporcionalismo, absolutismo). Estos son los argumentos en que se sostiene la cita de Boyle. La intencionalidad suple las relaciones de la libertad con las exigencias esenciales de la naturaleza expresadas en el acto.

En el texto que se ha citado, la persona sería responsable por su libertad de aquellos efectos intencionados como fines, mas no de aquellos que resultan del fin buscado. En esta postura, no tiene importancia el valor moral que se pueda aplicar a los efectos extrínsecos, ya que no son pretendidos como fin. Tal posición puede dar lugar a un relativismo moral por el cual, aún cuando no se pretende justificar un fin con determinados medios, sin embargo, estos pierden un valor moral real en decisiones en que está en juego un valor trascendente (como la vida humana) en una situación particular:

> Existencialismo y personalismo coinciden en su lucha contra todo idealismo. Frente a la sistematización del pensamiento, afirman la primacía de lo existente. En este sentido hay que considerar al personalismo como una de las innumerables ramas del árbol existencial. [...] El personalismo hace escuela en el siglo XX, como reacción ante los totalitarismos de cualquier signo también en Inglaterra, Holanda, Suiza y España.[25]

Enfoque trascendente

La persona es responsable de todos los efectos causados según su condición de causa superior. Como indica el enfoque existencial, esta condición deriva de la libertad de la persona, y como afirma el enfoque inmanente, se concretiza en efectos inmediatos.

La diferencia del enfoque trascendente radica en que, en cualquiera de los casos, la libertad no se define sólo por los efectos, sino también por la condición múltiple de la causalidad en la que se inserta la libertad. Es decir: la persona no es responsable de aquellos efectos que obedecen a causas superiores a la misma persona y de los cuales no tiene la posibilidad de control; en cambio sí lo es de aquellos que derivan de su naturaleza como causa superior de determinados efectos.[26]

El efecto de la acción humana se evalúa por el bien o mal resultantes de la voluntad, tanto para la persona en concreto como para la esencia propia

---

25 J. Vélez "Hacia una moral fundamental bíblico-cristológica, religioso-personalista, y dialógico-responsorial (OT 16)". *Estudios eclesiásticos*, vol. 56, núms. 218-219, julio-diciembre de 1981, pp. 1177-1317.

26 Acerca de la trascendencia de la persona, por encima de las condiciones inmediatas en que se verifican las leyes, se lee en un texto antiguo: "Es válido el acto hecho contra la ley, que pone cierta forma, guardándose la solemnidad de la ley natural, y de las gentes" (Manuel Rodríguez, *Obras Morales III* (Salamanca: Emprenta de Fiego Cufsio, 1612) c. 247, p. 377, col. 1, n. 3.

de la persona. Se evalúa el acto no sólo por el bien o daño concreto que se provoca, sino en atención a la implicación esencial positiva o negativa de la voluntad de la persona.

Con base en las aportaciones de las diversos enfoques del acto según sus efectos, se infiere que existe una correlación entre el *efecto provocado y la condición en la que se pone a la persona* con tal efecto.

Se trata no sólo de la consideración de la persona como causa sino también como ente que comparte con otros la misma condición de libertad y, por ello, con las respercusiones en su naturaleza del acto en cuestión. Este modelo de referencia de la reflexión sobre la DDE tiene la característica de que admite gran cantidad de situaciones no delimitables a un número; por otro lado, admite toda suerte de interpretaciones hermenéuticas de las mismas. Teniendo en cuenta las aportaciones de los distintos enfoques de estudio del acto humano según sus efectos, se observa que aparecen como posturas extremas el esencialismo y el positivismo, de lo cual se infiere un punto de equilibrio en el enfoque trascendente el cual coincide con el realismo intersubjetivo.

Capítulo 3.

Aplicación de la doctrina del doble efecto en la bioética

En la aplicación de la DDE, con el principio del doble efecto, se puede afirmar que, en bioética,[1] en el área de salud,[2] son lícitas algunas acciones con doble efecto: el efecto bueno buscado por el médico (u otro personal involucrado en el acto),[3] y el efecto malo, que se produce naturalmente con ese

---

1   En los ejemplos se tomará en consideración el marco filosófico de los dos capítulos anteriores para aplicar la Bioética a la Biotecnología del área médica. La Biotecnología, abarca diversas áreas (salud, agrícola, industrial). Ver: Rosalía Casas, "Potencial de la investigación biotecnológica agrícola en México", *Revista Mexicana de Sociología*, vol. 50, núm. 1 enero-marzo, 1988, pp. 121-146, las cuales en su desarrollo, siempre hacen una referencia a la vida humana ya sea de manera directa, como lo es el área médica por su intervención sobre la vida humana. Ver: A.E. Clarke; J.K. Shim; L. Mamo; J.R. Fosek; J.R. Fishman "Biomedicalization: Technoscientific Transformations of Health, Illness, and U.S. Biomedicine". *American Sociological Review*, vol. 68, núm. 2, abril de 2003, pp. 161-194, o de manera indirecta en áreas como la agrícola (ver: Gerardo Otero. "The Coming Revolution of Biotechnology: A Critique of Buttel", *Sociological Forum*, vol. 6, núm. 3, septiembre de 1991, pp. 551-565), dado el fuerte poder o impacto que realizan las biotecnologías, involucra el estado de vida de las personas, interviniendo sobre ellas indirectamente, es decir, aún sin ser el objeto de las mencionadas técnicas. La presente investigación se centra básicamente en el área médica, especialmente por sus implicaciones éticas en la implementación de investigación científica y clínica. Ver: Patricia A. Marshall, "Anthropology and Bioethics", *Medical Anthropology Quarterly, New Series*, vol. 6, núm. 1, marzo de 1992, p. 49: *From its inception, the field of bioethics has focused on the moral quandaries associated with the practice of medicine and with the implementation of scientific and clinical research. Thus, the particular concerns of bioethicists have paralleled scientific developments, both reflecting and reinforcing broader societal discussion of the problematic nature of medical technology.*

2   Algunos problemas relativos a los pacientes médicos, como el momento de la muerte, el aborto, la eutanasia, etc., fueron realmente las realidades que dieron origen a la Bioética, lo cual sucedió precisamente en el área médica. Ver: A. Jonsen; S. Alexander; J. Swazey; W. Reich; R. Veatch; D. Callahan; T. Beauchamp; S. Hauerdwas; D. Clouser; D. Rothman; D. Fox; S. Reiser; A. Caplan, "The birth of Bioethics" (Special Supplement). *The Hastings Center Report*, vol. 23, núm. 6, noviembre-diciembre de 1993, pp. S1-S16.

3   La decisión puede implicar no sólo al médico, sino también al personal e incluso a familiares del paciente. Esto en función de que se trata no tan sólo de una decisión técnica, sino también de una decisión moral. No se trata simplemente de decidir sobre la viabilidad de la decisión a tomar, sino también de respetar en ella el valor absoluto de la vida humana según el principio de la inviolabilidad absoluta de toda *vida humana inocente*, lo cual vale para *toda forma de suicidio y de homicidio directo*. Ver: Lino Ciccone. "La eutanasia y el principio de la inviolabilidad absoluta de

efecto sin que sea buscado por sí mismo. Considerando las 4 condiciones del principio del doble efecto, se parte de su aplicación en el área de la salud por A. B. Shaw:[4]

1. *The act performed is not itself morally evil.*
2. *The good effect does not result from the evil effect.*
3. *Only the good effect is intended.*
4. *There is a proportionate reason for causing the harm.*[5]

Para derivar los resultados lógicos de la aplicación del PDE, se evaluarán los siguientes contenidos de aplicación del PDE en el área médica:

1. Que el acto ejecutado no sea en sí mismo moralmente malo: Los actos terapéuticos de los médicos en sí mismos no son malos: salvar la vida a alguien, evitar dolores insufribles, eliminar del cuerpo algún elemento

---

toda vida humana inocente". En: Lucas, Ramón, *Comentario Interdisciplinar a la* Evangelium Vitae, Madrid: Biblioteca de Autores Cristianos, 1996, pp. 456-457. Se entiende en esta parte que no se considera asesinato de inocente *matar en defensa propia*, ya que la intervención en el efecto de la muerte es sólo material, más no directa, ya que la voluntad interviene directamente sobre el efecto querido de proteger la propia vida mas no sobre el efecto provocado de la muerte del agresor. Si lo que sustenta al principio señalado es el valor de la vida en sí misma, por lo cual no se puede atentar contra ella de manera directa, entonces, significa que su aplicación es válida siempre y en cualquier circunstancia y que cuando se provoca la muerte por ejemplo en defensa propia, el principio sigue siendo válido. Ver: Tomás de Aquino. *Suma de Teología* (Madrid: BAC, 2001), par. II-II, q. 64, a. 7, p. 536-537. Lo anterior se afirma con base en que aún cuando existe la muerte como efecto, no lo es de la intención clara de matar por libre iniciativa. No se trata por tanto de una excepción al principio, sino que éste tiene unas *condiciones implícitas* (inviolabilidad de la vida humana inocente) por las cuales es aplicable en las circunstancias de la vida concreta de las personas o no lo es. A diferencia del principio anterior, el PDE conlleva unas condiciones que sí son explicitadas o enlistadas, pero por otro lado, del mismo modo que para el principio anterior, tales condiciones no son base para la excepción del principio en determinada circunstancia, por lo cual se afirma que no se justifican medios malos para un fin bueno. Por ejemplo, en el caso de la muerte del agresor en defensa propia, sí se aplica el principio del doble efecto, pero no como excepción a ese hecho como si en otras circunstancias pudiese ser lícito, sino porque, aún cuando se produce el efecto en el agresor (muerte), en realidad no existe libertad en el efecto como ya se explicó. Podría pensarse que si la persona en defensa propia pudiera lograr el efecto de resguardar su vida sin provocar el efecto de la muerte del otro, haría uso de tal recurso.

4 Los ejemplos que se presentarán en esta parte de la investigación tienen como objetivo permitir dilucidar con mayor claridad los *argumentos* en que se apoyan autores que afirman que debiera desaparecer el PDE, así como los argumentos contrarios, es decir, de autores que señalan que el PDE es necesario en la evaluación moral de los actos. Se pretende con ello, inferir la pertinencia de unos y otros, y al mismo tiempo, definir con claridad el núcleo del problema en torno al PDE. Tales argumentos toman como punto de partida el cuestionamiento o *evaluación estrictamente lógica de las proposiciones del PDE*, para luego inferir argumentos concluyentes. Así por ejemplo, Shaw, presentará argumentos en contra del PDE. Shaw presenta las 4 condiciones del PDE aplicándolas al área de la salud en dos ejemplos: el aborto y la eutanasia. Ver: A.B. Shaw, "Two challenges to the double effect doctrine: euthanasia and abortion", *Journal of Medical Ethics*, vol 28, núm. 2, abril de 2002, pp. 102-104.

5 Se propone la siguiente traducción: 1. El acto realizado no sea en sí mismo moralmente malo. 2. El efecto bueno no resulte del efecto malo. 3. Sólo el efecto bueno sea pretendido. 4. Haya una razón proporcionada para causar el daño.

nocivo, usar instrumentos nuevos para mayor eficacia en la preservación de la salud..., tales beneficios, son logrados en terapia médica produciendo inevitablemente daño a los pacientes.

2. Que el efecto bueno no sea efecto del efecto malo: Quien mata a un inocente no necesariamente salva a alguien ni le reduce el dolor ni le previene de ningún elemento nocivo. Por lo tanto, salvar o proporcionar salud a alguien no necesariamente es efecto de quitar la vida a un inocente. Los casos en que sucede es porque ambos efectos se dan simultáneamente, por lo que uno de ellos (el malo) se da sin que sea intencionado (luego, no se está poniendo como causa del bueno).

3. Que únicamente sea intentado el efecto bueno: Aunque se tiene la conciencia de que buscar el bien del paciente producirá un daño (como la muerte de un inocente), se tiene también la certeza de que no existe otra alternativa; por lo tanto, al realizar el bien querido, necesariamente también se generará el mal.

4. Qué haya una razón proporcionada para causar el daño. De no lograrse realmente un bien ante el peligro grave, no se actuaría generando el daño. Se asume el bien y el daño porque el peligro es ineludible.[6] El peligro realmente grave constituye una razón proporcionada.

Tomando en cuenta estos contenidos, la derivación[7] se hace a partir de las siguientes premisas según el planteamiento de Shaw:

1. La medicina terapéutica, en algunos casos, para producir un beneficio al paciente, le genera severos daños y, específicamente, en casos como el aborto y la eutanasia, provoca la muerte.[8]

---

6   La ineludibilidad del peligro se asume desde una perspectiva en que la proporción entre el daño y el peligro se explica por el tipo de referencia que se hace, tanto a los medios que se eligen, como a las capacidades de la persona. En este sentido, la *elección* hace referencia no sólo al fin, sino a los medios para alcanzarlo.

7   Derivación *exclusivamente lógica*: Las inferencias lógicas en el ámbito moral son una forma que permite llegar a conclusiones válidas, pero que no necesariamente aprueben acciones lícitas. Sin embargo sin un planteamiento lógico, que muestre la validez de las inferencias tampoco se puede llegar a acciones lícitas, es por ello, de suma importancia considerar el planteamiento exclusivamente lógico, para lo cual nos ayudarán las premisas planteadas por Shaw: A.B. Shaw, "Two challenges to the double effect doctrine: euthanasia and abortion", *Journal of Medical Ethics*, vol 28, núm 2, abril de 2002, pp. 102-104.

8   La muerte siempre es un daño, pero no siempre es imputable moralmente. Esta primera premisa se justifica con las 3 primeras condiciones del PDE, ya que: 1. la acción médica en sí misma es buena; 2. El daño que provoca no es buscado para luego a partir de el llegar al objetivo de la salud, sin que se da al mismo tiempo que se genera el bien; 3. aún en casos de daño grave no se busca ese mal como en la muerte o la eutanasia: "*...but there are two clinical situations in which doctors sometimes do kill innocent humans, abortion and euthanasia*" (A.B. Shaw, "Two challenges to the double effect doctrine: euthanasia and abortion", *Journal of Medical Ethics*, vol 28, núm 2, abril de 2002, p. 102).

2. En esos casos, los médicos deben inevitablemente producir un daño físico a los enfermos para producir un beneficio mayor.[9]

3. Si los médicos deben inevitablemente producir un daño a los pacientes para producirles un beneficio, entonces los médicos buscan un fin bueno con medios malos.[10]

Por lo tanto (se concluye): *Los médicos buscan un fin bueno con medio malos.*
Las premisas nos llevan a una conclusión que no puede ser aprobada éticamente, lo cual plantea un dilema moral,[11] presente en la estructura de los

---

9   Al acentuarse la necesidad del beneficio, no necesariamente se hace referencia al bien de la persona entendida según su naturaleza libre y en cuanto fin en sí misma. El asunto de la necesidad de producir un daño en la práctica terapéutica ya se ha establecido en la primera premisa, como una acción en sí misma buena por parte de los médicos, en la cual el efecto bueno no es efecto del malo y únicamente es intentado el efecto bueno. Lo que se introduce en esta segunda premisa es la necesidad de que exista una proporción en la que el daño señalado, sea menor que el beneficio buscado con el fin o acción terapéutica, ya que según lo afirmado por Shaw: "*The first argument is that doctors must inevitably harm patients to provide them with a benefit.*" A.B: Shaw. 2002. "Two Challenges to the Double Effect Doctrine: Euthanasia and Abortion", *Journal of Medical Ethics*, vol 28, núm 2, abril, p. 102. Esta premisa no indica si la proporción se establece entre determinado tipo de bienes, por ejemplo económicos, de efecto social, políticos, ideológicos, religiosos. Etc., simplemente lo que se apunta es que el bien buscado sea objetivamente mayor. El hecho de prescindir de una valoración de los bienes que se van a comparar con el daño generado, consiste en que en esta parte, lo que se busca es simplemente inferir si lógicamente, mediante las premisas propuestas puede realmente o no justificar el uso del PDE, sin por ello ir en contra de una lógica moral, como señala Shaw: "*I will present arguments that it is illogical to use the doctrine to forbid either euthanasia or abortion*" (Shaw, "Two Challenges to the Double Effect Doctrine: Euthanasia and Abortion", *Journal of Medical Ethics*, vol 28, núm 2, abril, 2002).

10 Esta conclusión puede observarse en Shaw, quien argumenta que no tiene validez –lógica– la afirmación sobre la eutanasia según la cual no es lícita la eutanasia porque se producen efectos malos (inyección letal) para generar el efecto bueno de aliviar el dolor extremo de un paciente que suplica ayuda y que de otro modo es imposible otorgársela: *Opposition to euthanasia cannot be based on an objection to achieving good effects through bad effects* (Shaw, "Two Challenges to the Double Effect Doctrine: Euthanasia and Abortion", *Journal of Medical Ethics*, vol 28, núm 2, abril, 2002). Por lo tanto, la eutanasia tendría que ser en sí misma lícita, de otro modo, la aplicación del PDE estaría justificando acciones en las que claramente se produce como medio un mal para provocar un bien como fin.

11 Los dilemas en bioética se entienden como los conflictos que se generan al tomar decisiones que afectan a la vida humana en donde hay que elegir entre males inevitables o elegir bienes incompatibles.. Tales dificultades se hacen más complejas con los avances tecnológicos generados en el ámbito médico, ya que con estos avances ha resultado un cambio de paradigmas que circunscriben la actividad médica, concretamente los planteamientos antropológico-morales y los conceptos de asistencia médica. A todos esos cambios se ha englobado en la noción de "revolución biotecnológica" y que incluye entre otros, la aparición de técnicas de trasplante de órganos, la reanimación cardiorrespiratoria; además, *el concepto clásico de muerte que imperó durante siglos fue sustituido por un nuevo concepto, el de muerte cerebral, imprescindible para cumplir con los programas de trasplantes, ya que de lo contrario no serían viables los órganos de los donantes cadavéricos.* (Roberto Cataldi, *Manual de ética médica. Situaciones límite en Bioética. Error médico y mala praxis. Toma de decisiones médicas. Cómo dar las malas noticias. Paciente terminal y muerte digna. El dilema de la clonación*, Buenos Aires: Editorial Universidad, pp. 22-23. Entre algunas de las estrategias de decisiones médicas conocidas, se encuentra la "teoría de decisiones médicas", basada en la elección de cursos de acción que se fundamentan en un análisis costo-beneficio (de la técnica de la "Teoría del juego"), y la cantidad de información con que cuenta la persona o grupo de personas. En tales casos, la certeza de la ocurrencia puede variar desde muy alta hasta ser nula por predominar la incertidumbre. Ver: Daniel A. Albert, "Decision Theory in Medicine: A Review and Critique". *The Milbank Memorial Fund Quarterly. Health and Society*, vol. 56, núm. 3, 1978, pp. 362-401.

problemas éticos relativos al doble efecto: esto indica que el dilema tiene como origen afirmar que:

- o la DDE se ha planteado de modo que luego deba justificarse mediante algún acomodo subjetivo y manipulador[12]
- o no se aplica en el principio del doble efecto.[13]

Este dilema moral se ha planteado no como mero entretenimiento intelectual, sino más bien, como trasfondo de la encrucijada con la que se encuentran todos los casos clínicos,[14] y también de otras áreas[15] de la bioética cuando utilizan los criterios de la DDE en el principio del doble efecto.[16]

Se propone, al respecto, señalar la necesidad de abundar sobre otros ejemplos antes de pasar al análisis de las premisas y la evaluación de la aplicación de la DDE, evitando, con ello, el trabajo tedioso de repetir para cada una el análisis que es común a todas y que se podrá observar con mayor claridad una vez que se expongan en contraste las diversas ejemplificaciones.

Los ejemplos que se citarán han sido extraídos de la problemática que engloba la bioética médica y que,desde una derivación lógica, constituyen cuatro ejemplos de modelo, en los que se demuestra lógicamente que el fin es bueno pero los medios son malos, y cuya estructura se repite en general cada vez que los médicos hacen frente a un dilema de doble efecto:

---

12 Los problemas en que se involucra el principio del doble efecto son tan complejos y abarcantes que son una gran cantidad de autores los que proponen que se trata de un principio obsoleto o ineficaz para la resolución real de problemas prácticos modernos. Por considerarlo un artificio manipulador para designar cuáles actos se aceptan como inmorales y cuáles no. Ver: Warren S. Quinn, "Actions, Intentions, and Consequences: The Doctrine of Double Effect", *Philosophy and Public Affairs*, vol. 18, núm. 4, 1989, pp. 334-351.

13 Algunos autores descartan la aplicación válida del principio del doble efecto señalando que los casos prácticos no pueden ser tratados con teorías abstractas y absolutistas como califican al principio del doble efecto. Por ejemplo: Wenkel. David Wenkel, "Separation of Conjoined Twins and the Principle of Double Effect", *Christian Bioethics*, 12, 2006, pp. 291-300.

14 Concretamente en la terapia médica, la cual: implica a la vez de la búsqueda del BIEN y la producción del *daño* (simultáneamente). El problema de la evaluación moral en este punto está en que no existen parámetros de predeterminación del daño como algo necesario para producir el bien de la persona sin afectar su integridad no meramente física, pero tampoco, como algo necesariamente reprobable en la producción del bien. Luego, como en cualquiera de las 2 opciones, el medio sigue siendo un daño, *sólo se puede decir que el fin se ha obtenido sin un medio malo, cuando la moral que aplica el PDE es correcta (lo cual no quiere decir "única")*, es decir, define la moralidad del medio, con apego a una antropología que justifique el respeto a la dignidad de la persona humana.

15 Por ejemplo en la aplicación del PDE casos de guerra, según un estudio bastante elocuente en: Michael Walzer, *Guerras justas e injustas. Un razonamiento moral con ejemplos históricos*, (trad.: Tomás Fernández Aúz, Beatriz Eguibar, Barcelona: Paidós, 2001). Véase la última sección de este capítulo.

16 El modo como los problemas de doble efecto llegan a una encrucijada ineludible desde un planteamiento lógico se sintetiza en la expresión según la cual algo se quiere pero al mismo tiempo no se quiere. Esta misma, contrariedad se presenta en foros o espacios públicos donde algunos quieren tomar una dirección para resolver un problema y otros buscan la solución contraria.

a) Aborto. El siguiente ejemplo está tomado de la argumentación de Shaw:[17]

1. El asesinato de inocentes es un acto reprobable.
2. En algunos casos, el feto debe perder la vida para salvar la de la madre.
3. Al quitar la vida a un feto, para salvar la vida de alguna persona (madre), se provocan abortos.

Por lo tanto: *Los abortos[18] se practican para salvar a las madres.*

b) Eutanasia. El siguiente ejemplo está tomado de la argumentación de Farrell:[19]

1. Es inmoral que un médico aplique un tratamiento sin el consentimiento del paciente.
2. Un enfermo de cáncer en su última etapa de agonía pide una dosis letal de morfina.
3. La privación de la vida del enfermo tiene como objetivo provocar menos dolor que su prolongación (de dolor).

Por lo tanto: *Se realiza la muerte del paciente como medio para lograr el fin bueno de acabar con el dolor.*

c) Medios experimentales en seres humanos. Ejemplo tomado del planteamiento de Abellán:[20]

---

17   Esta misma argumentación respecto al aborto, se aplica a dos casos concretos: la craneotomía (que es una acción directa sobre el feto: producir la destrucción de su cabeza) y la histerectomía (extirpar el útero de la madre, provocando con ello también la muerte del feto). Ver: Thomas Cavanaugh, "Double Effect and the Ethical Significance of Distinct Volitional States", *Christian Bioethics*, vol. 3, núm. 2, agosto de 1997, pp. 131-148.
     Los casos extremos citados por el autor hacen más notable el problema de justificar el aborto como un medio para lograr un fin bueno. En el estudio que hace el autor citado, hace ver que de justificarse el aborto, esa justificación llevaría a algunos a asumir medios indiscriminados para lograrlo. Es decir, se prestaría a que lo mismo se tomara un medio que otro para llegar al fin de ese modo justificado. La reflexión del autor permite clarificar que aún en la búsqueda del bien por medios que causan daño, debe evaluarse moralmente con el fin de que tales medios no se lleven a cabo sin buscar alternativas ni de modo indiscriminado. Al respecto resulta relevante atender a la no justificación de los medios malos para obtener un fin bueno. Es decir, que aún en el caso de justificarse el aborto por una causa extrema: no controlable en la intervención para la salvación de la vida de la madre por ejemplo, no por ello se justificaría la utilización de cualquier medio para llevar a cabo el aborto citado.
18   El aspecto controversial de esta conclusión está en la práctica del aborto, por considerarse en sí mismo según la noción en algunos autores como intrínsecamente malo, y por tanto, que se entiende en esta perspectiva como medio en sí mismo ilícito, ya que va en contra del precepto de "no matar". Ver: Aurelio Fernández, *Teología Moral I-III*, 3ª ed., Madrid: Facultad de Teología, 1999, p. 572.
19   Martín Farrell, *La ética del aborto y la eutanasia*, Buenos Aires: Editorial Albeledo,1993, p. 106.
20   Ver: José Carlos Abellán, *Bioética, autonomía y libertad*, Madrid: Fundación Universitaria Española, 2006, p. 180. Las premisas de Abellán coinciden con el planteamiento que se hace en: M. Lockwood; G.E.M. Anscombe, "Sins of omission? The Non-Treatment of Controls in Clinical Trials", *Proceedings of the Aristotelian Society*, Supplementary Volumes, vol. 57, 1983, pp. 207-227.

1. El principio de beneficencia implica la posibilidad de experimentar con objeto de obtener mejores conocimientos básicos o nuevas alternativas terapéuticas en beneficio eventual de futuros enfermos, aunque en el caso concreto no exista una finalidad "inmediatamente terapéutica".
2. Recabado el consentimiento informado del individuo/s "sede" de la experimentación, el principio de autonomía justificaría como válida la intervención, en añadidura de la beneficiencia (conocimiento médico, futuros enfermos).
3. Un acertado y prudente cálculo de riesgo/beneficio, en este caso (riesgo para uno/s y beneficios posibles para muchos) harían impecable el experimento.

Por tanto: *Se justifica la experimentación*[21] *en seres humanos, no obstante los daños que se les produzcan, para beneficio de muchos.*

El último ejemplo de esta serie, que se expondrá a continuación, no es argumentado directamente por el autor que se propondrá para el análisis (Rhonheimer); sin embargo, se tomarán las proposiciones de su planteamiento para luego hacer la inferencia al principio del doble efecto de manera "teórica", es decir, simplemente "suponiendo" cuál sería el resultado de aplicar el PDE a los presupuestos aportados por el autor.[22]

La intención de realizar "virtualmente" el último ejemplo, permitirá, por un lado, contrastar las grandes semejanzas con las argumentaciones de los tres autores de los ejemplos previos y, por otro lado, hará posible, de modo pedagógico, que se puedan ejercitar aplicaciones a los casos análogos ya sea de la medicina o de otros ámbitos de aplicación del principio del doble efecto[23] en bioética.

---

21 Uso de medios de prueba en pacientes como recurso no terapéutico.

22 Un estudio interesante con múltiples ejemplos de "posibilidades teóricas" lo ofrece Foot, quien al respecto indica que *en la vida real las certezas postuladas por los filósofos difícilmente llegan a existir*, expresando con esto su interés con el cual se coincide en esta investigación, es decir, la de hacer posibles planteamientos lógicos de problemas, y las consecuencias a que lleva su razonamiento. Ver: Philippa Foot, Las virtudes y los vicios. Y otros ensayos de Filosofía Moral (trad.: Claudia Martínez, México: Instituto de investigaciones filosóficas, UNAM, 1994), p. 47.

23 Estos ejemplos tienen la finalidad de facilitar la capacidad de diferenciar éticamente un acto de otro, según sus efectos dobles. Pero todavía es posible inclusive diferenciar los actos de doble efecto por su calidad moral, de otros actos también de doble efecto que carecen de una carga o contenido moral generado por el PDE. Distinguir este último aspecto es meramente pedagógico, por ello se remite a Mele, autor que con su estudio hace ver que (al igual que en medicina) en los ámbitos de la vida ordinaria pueden observarse hechos en los que el efecto es doble. Mele ofrece algunos ejemplos basándose en datos estadísticos y prescindiendo para la valoración moral de los mismos, del principio del doble efecto, y solamente considerándolo como una estructura lógica, aplicable a cualquier acto de doble efecto (sea o no de índole moral), para luego, hacer una valoración moral (aprobación o no del acto) de sus consecuencias. Consúltense sus ejemplos en: Alfred Mele, "Intentional Action: Controversies, Data, and Core Hypotheses", *Philosophical Psychology*, vol. 16, núm. 2, junio de 2003, p. 325.

d) Anticoncepción. Las proposiciones se toman de Rhonheimer, la aplicación es simplemente "conceptual", es decir, la derivación meramente lógica de aplicar el PDE:

4. El acto sexual fomenta el amor y la comunicación matrimonial.
5. La responsabilidad exige de los esposos que no todo acto sexual genere un embarazo, sino que se planifiquen los hijos.
6. El uso de anticonceptivos permite a los esposos planificar[24] la cantidad de hijos que van a procrear.

Por lo tanto: *Los anticonceptivos son un medio contrario a la generación de la vida*[25] *usado para lograr un fin bueno en la planificación familiar.*

Aunque realmente los cuatro ejemplos siguen una estructura lógica coherente y las premisas sobre las que se sustentan son razonables, sobre todo considerando que lo que se busca es un fin bueno, sin embargo tendría que cuestionarse el método que utilizan para llegar a su resultado, ya que, de modo común, se justifica la utilización de medios malos para conseguir un fin bueno, no obstante observarse las cuatro condiciones del PDE.[26]

Se plantea, entonces, la necesidad de explicar si el uso correcto de la lógica y la aplicación del PDE, no son suficientes o si, más bien, simplemente no se aplican a los ejemplos citados.

Algunos argumentos para explicar las respuestas de la aplicación del principio del doble efecto aportados por los autores implicados y otros[27] son los siguientes. El uso del PDE, en la resolución de los problemas planteados es inadecuado, porque:

1. No representa una estructura lógica coherente, ya que, aún cuando lleva a algunas conclusiones correctas, sin embargo, las infiere de permitir el uso de medios malos para obtener el fin bueno.[28]

---

24 Limitar *el número de hijos por razones sociales, económico-familiares, de salud.* Ver: Martín Rhonheimer, "Anticoncepción, mentalidad anticonceptiva y cultura del aborto: valoraciones y conexiones". En: Ramón Lucas, *Comentario Interdisciplinar a la* Evangelium Vitae (*Biblioteca de autores cristianos*, Madrid, 1996), p. 439.

25 Ramón Lucas, *Comentario Interdisciplinar a la* Evangelium Vitae (*Biblioteca de autores cristianos*, Madrid, 1996), p. 444.

26 Ramón Lucas, *Comentario Interdisciplinar a la* Evangelium Vitae (*Biblioteca de autores cristianos*, Madrid, 1996), p. 120.

27 Una bibliografía específica sobre los autores que tratan sobre el PDE, se encuentra la final de esta investigación bajo el título de Bibliografía derivada, la cual se deriva precisamente de los distintos enfoques con que se aplica el PDE, y que, por planteamiento lógico, confluyen en la problemática abordada en este apartado, sea para dar propuestas a favor o en contra de la aplicación del PDE.

28 Ver: A.B. Shaw, "Two challenges to the double effect doctrine: euthanasia and abortion", *Journal of Medical Ethics*, vol 28, núm 2, abril de 2002, pp. 102. Aunque es acerado lo que el autor observa, sin embargo debiera agregarse, que no toda moral es correcta, según lo ya afirmado (ver p. 124).

2. La definición de los casos en que se aplica el principio del doble efecto no es congruente, ya que solamente se seleccionan algunos arbitrariamente,[29] es decir, no se incluyen otros que representan la misma problemática (al justificar el asesinato indirecto se abre la alternativa de justificar el directo).[30]

3. En los conflictos de derechos humanos, no se explica por qué prevalecen los de la vida de un humano (feto) sobre los de la vida de otro (madre).[31]

4. La defensa de algunos argumentos para proponer en qué casos se aplica el PDE, se basa en creencias religiosas de tipo absolutista y que, por ello, excluyen a personas de otras creencias.[32]

El uso del PDE en la resolución de los problemas planteados es adecuado si:

1. El PDE se reinterpreta no conforme a una ideología religiosa sino con una ética laica.

---

29   Existiría exclusión arbitraria si no se respetara la regla de aplicar a todos los casos indirectos, por ello, no se incluyen otras formas o figuras lógicas en el PDE, por ejemplo los casos "directos".

30   A.B. Shaw, "Two challenges to the double effect doctrine: euthanasia and abortion", *Journal of Medical Ethics*, vol 28, núm 2, abril de 2002, p. 103.

31   Ver: Warren S. Quinn, "Actions, Intentions, and Consequences: The Doctrine of Double Effect", *Philosophy and Public Affairs*, vol. 18, núm. 4, 1989, pp. 334-351. En oposición a la propuesta de Quinn, la aplicación del PDE, no puede indicarse para conflictos de derechos. En el caso de las vidas humanas (por tratarse de un *derecho natural fundamental*), el dilema se genera a partir de una consideración *intersubjetiva*.

32   Las proposiciones que conforman el principio del doble efecto deben ser "objetivas", en el sentido de que su valoración no puede depender solamente de lo que la persona "quiere en su interior". Por lo tanto, para que una proposición sea lógicamente válida, debiera serlo en cualquier circunstancia, independientemente de lo que la persona "quiere conforme a su ideología o religión", o de otro modo se opondría a la postura igualmente ideológica de otra persona, y en ese sentido el PDE, sería "desbordado", es decir, no se aplicaría para todos los casos. Por ejemplo no es lo mismo abortar porque el feto estaría monstruoso por efecto de drogas, que abortar porque Dios no lo quiere. Ver: James M. Gustafson, "Context versus Principles: A Misplaced debate in Christian Ethics", *The Harvard Theological Review*, vol. 58, núm. 2, abril de 1965, p. 176. Refuerza el mismo argumento la siguiente idea en un artículo de autora diversa: "Their contributions will be appropriate and effective to the extent that they can be articulated in terms with a broad if not universal appeal. In other words, faith language that offers a particular tradition's beliefs about God as the sole warrant for moral conclusions will convince only members of that tradition" (Lisa Sowle Cahill, "Can Theology have A Role in "Public" Bioethical Discourse?" *The Hastings Center Report*, vol. 20, núm. 4, julio-agosto de 1990, p. 11. La argumentación que prescinde de todo dato religioso en moral, tiene su expresión extrema en las éticas neopositivistas o derivadas del positivismo lógico, para las cuales, las matemáticas son el referente obligado de la ciencia, por lo cual la ética tiene un valor científico sólo si se encuadra en un orden matemático estricto independientemente de que haga referencia ya sea a una realidad absoluta o a una realidad pragmática, las cuales sólo tienen un valor por su coherencia lógica expresada lingüísticamente. Ver: Anthony Kenny, *La metafísica de la mente. Filosofía, Psicología, Lingüística* (trad.: Francisco Rodríguez Consuegra, Barcelona: Paidós Ibérica, 2000; Leonard Bloomfield, "Linguistic aspects of Science", *Philosophy of Science*, vol. 2, núm. 4, octubre de 1935, pp. 499-517; William Croft, "Autonomy and Functionalist Linguistics", *Language*, vol. 71, núm. 3, septiembre de 1995, pp. 490-532; Ilan Hazout, "Action Nominalizations and The Lexicalist Hhypothesis", *Natural Language & Linguistic Theory*, vol. 13, núm. 3, Special Hebrew Issue, agosto de 1995, pp. 355-404.

2. Su uso plantea alternativas de defensa contra decisiones sobre cuestiones que aparecen como aberrantes e inaceptables.[33]
3. El punto referente a razones proporcionadas se evalúa en función de los riesgos y beneficios calculados de las alternativas posibles.[34]
4. El concepto de intención que se ha utilizado tradicionalmente es suplido por el de la intencionalidad utilitaria o pragmática.[35]
5. Para la valoración de la toma de decisiones se hace referencia al bien común más allá de la circunstancia o interés de la persona en cuestión.[36]
6. Se aclaran los límites de casos en que interviene y en los que no interviene el PDE.[37]

---

33 Ver: Philippa Foot, *Las virtudes y los vicios. Y otros ensayos de Filosofía Moral* (trad.: Claudia Martínez, México: Instituto de investigaciones filosóficas, UNAM, 1994), p. 36.

34 En el siguiente texto, la intencionalidad, no se concibe como una motivación interior exclusivamente, sino como una motivación generada por el resultado final de incluir los beneficios posibles de una determinada acción: al intencionar "P", si P incluye Q, entonces lógicamente su acción es intencionar P y Q. Este esquema es el mismo de *prima facie*: "*The conceptual tenability of the intention/ side effect distinction has been challenged in a number of ways. The challenges involve a conception of intention which is incompatible with this distinction. Ultimately, the conception of intention itself may be driven by, among other things, a theory of practical rationality or a conception of human motivation...In the early 1970's, Roderick Chisholm introduced what he termed the* Principle of the Diffusiveness of Intention (PDI) (Chisholm, 1970). On the PDI, if an agent acts with the intention of bringing about p, and if she believes that P implies Q (logically or causally), then she must, if rational, act with the intention of bringing about P and Q. In support of his position, Chisholm offers only several intuitively plausible cases which he thinks buttress the PDI. Nonetheless, the PDI has *a prima facie* plausibility on account of its incorporation of deductive implication, an accepted canon of theoretical rationality, into the domain of practical rationality" (Mark Aulisio, "One Person's Modus Ponens: Boyle, Absolutist Catholicism, and the Doctrine of Double Effect", *Christian Bioethics*, vol. 3, núm. 2, agosto de 1997, p. 146, al aplicar el PDE al ámbito de la salud de la Bioética, con este enfoque se hace referencia al "Informe Belmont" de 1978, elaborado a instancias de una Comisión Nacional de Estados Unidos, centrada en la determinación de los principios éticos para regular la investigación con seres humanos. Los principios que se propusieron son: 1. La autonomía de las personas; 2. La beneficencia (maximizar los beneficios y minimizar los riesgos) y 3. La justicia (distributiva). Ver: Javier Sádaba, *Principios de bioética laica*, Barcelona: Editorial Gedisa, 2004, p. 48.

35 Ver: Shaw, A. B. 2002. "Two Challenges to the Double Effect Doctrine: Euthanasia and Abortion", *Journal of Medical Ethics*, vol 28, núm 2, abril, p. 103.

36 Esta afirmación coincide con la postura contenida en la noción de "razón pública", según la cual, los valores morales y políticos deben determinar la relación de un gobierno democrático constitucional para sus ciudadanos y su relación el uno para el otro. Es decir, se antepone la ley a la libertad por un fin utilitarista.: "The idea of public reason specifies at the deepest level the basic moral and political values that are to determine a constitutional democratic government's relation to its citizens and their relation to one another. In short, it concerns how the political relation is to be understood. Those who reject constitutional democracy with its criterion of reciprocity will of course reject the very idea of public reason". Ver: John Rawls, "The Idea of Public Reason Revisited", *The University of Chicago Law Review*, vol. 64, núm. 3, 1997, pp. 766. Ver, también: Edward A. Harris, "Fighting Philosophical Anarchism with Fairness: The Moral Claims of Law in the Liberal State", *Columbia Law Review*, vol. 91, núm. 4, mayo de 1991, pp. 919-964; H.L.A. Hart, "Rawls on Liberty and its Priority", *The University of Chicago Law Review*, vol. 40, núm. 3, 1973, pp. 534-555; A.C. Hutchinson; A. Peter, "Private Rights / Public Wrongs: The Liberal Lie of The Charter", *The University of Toronto Law Journal*, vol. 38, núm. 3, 1988, pp. 278-297; Frank Michelman, "Universal Resident Suffrage: A Liberal Defense", *University of Pennsylvania Law Review*, vol. 130, núm. 6, junio de 1982, pp. 1581-1588.

37 Philippa Foot, *Las virtudes y los vicios. Y otros ensayos de Filosofía Moral* (trad.: Claudia Martínez, México: Instituto de investigaciones filosóficas, UNAM, 1994), p. 38.

El uso del PDE, en la resolución de los problemas planteados, es innecesario porque:

1. Los derechos en conflicto (por ejemplo de la madre y del hijo) se respetan o se pierden por su referencia a criterios de funcionalidad "prima facie".[38]
2. Es causante de confusiones.[39]
3. Se toma sólo como un instrumento de "tranquilización" de la conciencia de las personas, que les permite actuar sin perder su equilibrio psicológico o esperanza.[40]
4. No constituye realmente una justificación moral sino una argucia ordenada a exonerar determinadas acciones de la responsabilidad moral que conllevan en todos los demás casos.
5. No se justifica su necesidad debido a que basta con señalar en un acto cuál es la intención que se busca realmente en él, deslindando así los efectos colaterales de la responsabilidad moral.

Los ejemplos seleccionados (aborto, eutanasia, medios experimentales en seres humanos y anticoncepción) tienen en común la estructura lógica de acciones con doble efecto; sin embargo, las realidades concretas en que se aplican son muy diversas, por lo cual involucran de maneras muy diversas ya sea la justificación de argumentos en favor o en contra del PDE.

Por las exigencias mismas de la acción humana, sujeta a la influencia de diversos efectos, la tesis de la presente investigación se reafirma en el sentido de señalar la pertinencia del PDE como instrumento para valorar la lógica interna de las decisiones relativas a actos de doble efecto en que se implica el estado de la vida de la persona humana, indicando las consistencias o carencias lógicas en las mismas acciones, resultantes de sus propias limitaciones.

Tanto los aspectos positivos como los negativos aportados por los autores que analizan el PDE plantean la necesidad de justificar su validez lógica y ética desde la perspectiva de la DDE. Con este fin se sugiere la aplicación de un modelo dinámico de la DDE, en orden a dar luz en la búsqueda de alternativas que generen respuestas a las exigencias epistemológicas y prácticas, en la solución de dilemas morales conocidos o posibles en la práctica

---

38 Ver: Martín Farrell, *La ética del aborto y la eutanasia* (Buenos Aires: Editorial Albeledo, 1993), pp. 61-62.

39 Ver: Farrell, Martín. 1993. *La ética del aborto y la eutanasia*. Buenos Aires: Editorial Albeledo, p. 78.

40 Shaw, A. B. 2002. "Two Challenges to the Double Effect Doctrine: Euthanasia and Abortion", *Journal of Medical Ethics*, vol 28, núm 2, abril, p. 103.

biotecnológica (cada día potencialmente enfrentada a problemas inéditos en al área de la salud).

Se pretende, desde un modelo dinámico[41] de la DDE, plantear epistemológicamente las aristas de la DDE conforme a una estructura general que dé una orientación a todos estos planteamientos. Se toma como punto de partida la siguiente observación:

El análisis realizado en los cuatro ejemplos citados, incluyendo las críticas positivas y negativas a los mismos, permite inferir el siguiente planteamiento:

• El medio es un daño,
• que al ser buscado en sí mismo representaría un mal moral,
• pero que al ser buscado en un contexto del bien de la persona
• se presenta como una acción adecuada desde el punto de vista lógico,
• y, por ello, aceptable para la moral.

Puede observarse que este razonamiento es falaz, ya que llevaría precisamente a justificar cualquier acción que terminara en un bien buscado.

Este es el argumento principal en el que confluyen las críticas al PDE y en el que ahora es situado el cuestionamiento de la autenticidad de la DDE.

Para dar una respuesta, se propone a continuación un modelo dinámico que, a la vez, permita evaluar la moralidad de las alternativas a las que se llegue.

Aplicación de la doctrina del doble efecto con el principio del doble efecto en la bioética a partir de un modelo dinámico

Como puede observarse con el análisis realizado en el apartado anterior de este capítulo, las acciones de doble efecto tienen una estructura lógica característica y claramente identificable en los problemas morales. Al mismo tiempo, las conclusiones a que nos lleva su planteamiento lógico no siempre son válidas también para el ámbito moral.

Esto se debe a que además de contar con una estructura lógica, las acciones de doble efecto, *al hacer referencia explícita a un bien en el que se implica la*

---

41 En el siguiente apartado se inicia un desarrollo gnoseológico que culmina con un estructura cognoscitiva que se ha definido como modelo dinámico o *estructura cognoscitiva dinámica*, con la cual se integran los elementos aportados por la presente investigación en los capítulos 1 y 2 en relación a la pertinencia de la reinterpretación del PDE, y dar lugar a los resultados conclusivos de la investigación presente.

vida de la persona humana, requieren en su justificación señalar los fundamentos de un marco ético-filosófico aportado por la antropología.[42]

El fin de la epistemología, consiste en justificar la validez de la referencia o conexión entre las proposiciones del PDE y ese marco antropológico; de otro modo, dejarían de ser del ámbito ético y se formularían estrictamente como estructuras lógicas. Esto significa que no basta con "predeterminar", cuáles han de ser las proposiciones (las cuatro condiciones del PDE), sino que es necesario evaluar su correspondencia con el marco teórico señalado.

No se trata, por tanto, de crear una ética terminada y definitiva, sino de que se realicen las aplicaciones a cada forma moral de modo justificado, partiendo de sus principios fundamentales (relación de las normas con las exigencias del bien de la persona humana).

Así, se abre un horizonte interdiciplinar en el que la fundamentación de cada ciencia, no se justifica suficientemente por sí misma, sino en la medida en que contribuye (hace avanzar el conocimiento) en la clarificación de aplicaciones conformes con el bien de la persona humana.

En la dinámica señalada, el resultado se circunscribe en el contexto de una versatilidad en las condiciones que se formulen, pero a partir de la naturaleza esencial que las anima, es decir, por su referencia antropológica. De ello se tiene una aplicación ejemplar en el PDE, según el planteamiento revisado en los capítulos 1 y 2 de la investigación presente.

De modo similar a la casuística de otros tiempos, en la actualidad se propone una epistemología con referentes lógicos y a la vez prácticos, es decir, con la característica de ser dinámica, por cuanto que implique la unidad de la persona así como su capacidad de intervenir en sucesos futuros por medio de su libertad.

Lo expresado se refiere a la facultad de valorar la integridad no sólo de la argumentación lógica en la aplicación del PDE, sino también la de su correspondencia con los principios fundamentales de la ética. Involucrados estos, no sólo respecto a los actos presentes y constatables de la persona, sino también respecto a futuros y no directamente constatables de modo empí-

---

42 "Si se acepta que la bioética ha de partir de los principios o primeras verdades acerca de la conducta humana, que se fundan en la naturaleza común del género humano, y que la reflexión ética ha ido descubriendo, conservando y explicando a través de la historia, se puede entonces tener una ciencia que procure juzgar con la objetividad humanamente posible si esos nuevos desarrollos tecnológicos, y en concreto los actos de aborto, eutanasia, fecundación artificial, experimentación con embriones, y clonación, son actos que perfeccionan o degradan a las personas o a las comunidades y, en consecuencia, si son actos que deben estar permitidos, tolerados o prohibidos." Vgr. ADAME, Jorge. "Los principios de la bioética". En: AAVV. II Simposium universitario *La bioética. Un reto del tercer milenio*. Instituto de Investigaciones Jurídicas. Universidad Panamericana- UNAM, 2002, p. 20.

rico, sobre todo porque aún no se realizan, y dependen del consentimiento de la voluntad.

La estructura así configurada constituye un modelo interdisciplinar en la resolución de problemas morales complejos, propios de la cultura global contemporánea con el fin de evitar que se evada la responsabilidad que involucran.

La estructura cognoscitiva dinámica es una propuesta para reintegrar las aportaciones del capítulo 1 (datos históricos sobre las formulaciones de la DDE en el PDE) y el capítulo 2 (interpretaciones de la DDE en la aplicación del PDE conforme a diversas antropologías) de la presente investigación. Los resultados buscan esclarecer la pertinencia del uso del PDE y su referencia a la DDE. Así, se justifica la aplicación de la DDE como teoría de validez en la reflexión surgida del planteamiento de paradigmas y paradojas tanto de la investigación como de la práctica de la bioética[43] con el PDE.

1. Especificación del ámbito bioético de aplicación de la DDE: La bioética, como conjunto de conocimientos y métodos, integra estudios que pueden ser aplicados en diversas áreas del saber y, por tanto, con gran cantidad de aplicaciones. En el presente estudio se ha definido como ámbito de investigación el área médica.[44]

2. Modelo dinámico de solución de la DDE en problemas Bioéticos: La definición de un modelo de solución de problemas de doble efecto en bioética consiste en la aplicación de la argumentación de la DDE a circunstancias concretas que ejemplifican la evaluación moral correspondiente, dejando en claro cuándo esa argumentación respeta la racionalidad de los principios morales de la DDE y cuándo expresa simplemente una falacia destinada a evadir la responsabilidad moral en la justificación de una determinada ideología o forma de conducta.

Significa que la DDE, aplicada en el PDE, no consiste en un sistema lógico solamente, sino que su valoración como falacia o como argumentación congruente, desde la evaluación lógica, implica también un contexto antropológico del hecho concreto.

---

43 Ver: Hugo Obiglio, *Principios de Bioética*, Buenos Aires: Fundación Alberto J. Roemmers, 1998, p. 29.

44 Ver: Hugo Obiglio, *Principios de Bioética*, Buenos Aires: Fundación Alberto J. Roemmers, 1998, p. 119.

Este es el criterio definitivo de la hermenéutica o estudio del conocimiento de la DDE, ya que pone un parámetro de reflexión en problemas bioéticos suscitados por la pluralidad de opiniones.

Consiste en señalar la característica absoluta del fin al cual se dirige la voluntad por el hecho de que ésta interviene en ese fin, distinguiéndolo claramente de los medios. Esta afirmación se centra en que una realidad absoluta nunca puede ser un medio. Por lo anterior resulta claro que para que un acto de doble efecto sea realmente justificable, debe establecer como fin el bien de la persona, el cual no se sujeta sólo a la accidentalidad empírica o verificable.

Para entender mejor este criterio hermenéutico se busca abundar en su explicación del modo siguiente:

En la moral clásica, la evaluación de las acciones humanas no distinguía propiamente el acto de los efectos del mismo (lo cual se dejaba a la especulación). Es así que se calificaba como moral o inmoral un acto por los efectos que producía. Incluso se llegaba a cuestionar si era posible exonerar, mediante la forma de aplicar la ley, determinadas conductas que llevaban a un fin bueno, no obstante haber sido provocadas con medios que no se tenían previstos y que provocaban serios daños. Surge el principio del doble efecto, en diversas formulaciones de la DDE, mediante condiciones. El PDE aparece con el objetivo de evitar los abusos, por ejemplo, de provocar serios daños al pretender un bien, de modo que aunque pudieran preverse algunos daños, sin embargo, no fuesen comparables con el bien logrado.

El PDE, así entendido, funcionó en un entorno social y estructural predeterminado (moralmente), donde las funciones de los integrantes de cada una de las estructuras básicas de la sociedad estaban bien definidas, especialmente para la familia, el Estado y la escuela. Pero tales funciones se desdibujan en una sociedad en que las estructuras (a partir de las de gobierno —en general—) se modelan por un lado, siguiendo las leyes naturales, pero por otro, también con la intervención de la voluntad humana en medios masivos de difusión de información y tecnologías cada vez más sofisticadas,[45] entorno que genera como resultado que se prefiguren la estructura de la familia y las decisiones relativas a las personas que las integran según unos intereses y valores ajenos a la persona en sí misma y que luego se vuelven predominantes en la forma de la realización de las funciones de cada individuo.

---

45   Ver: Lourdes Arizpe, *Dimensiones culturales del cambio global: una perspectiva antropológica* (trad.: Ana Aurelia Chávez Ursúa, Cuernavaca: Centro Regional de investigaciones multidisciplinarias, UNAM, 1997).

Así entendidas las estructuras sociales, el PDE, queda en riesgo de ser predeterminante de los intereses o fines sociales en que se circunscribe la persona. Ésta queda desplazada ya que la moralidad no se define con base a unos valores inmutables (absolutos),[46] sino solamente por el entorno inmediato de necesidades de verificación directa.

Debido a la globalización,[47] los sistemas educativos y de valores se transmutan. Ya no se trata solamente de cambiar el orden y jerarquía de valores de la moral clásica, sino de la eliminación de valores fundamentales, disolviendo el sentido de los mismos en propuestas subjetivas o casuísticas a partir de un conjunto de reglas de conducta.

Se traspasan las fronteras del sentido absoluto de los principios fundamentales de la moral y se suplen por el de órdenes preestablecidos y de jerarquías de valores adecuadas a un determinado sistema cultural y moral. La transmutación de valores, así entendida, es un resultado lógico del intercambio ordinario de experiencias y conocimiento, pero al mismo tiempo es también un hecho que propicia el intercambio desordenado o poco estructurado y poco sistemático en la elaboración de tal conocimiento moral, y lo torna subjetivo o relativista. En una palabra, no se discurre siguiendo la conformación de la teoría sobre el acto humano en el sentido en que se ha planteado en el primer capítulo de la presente investigación, donde se plantea la teoría como una investigación científica y no solamente como una opinión.[48]

El PDE, más que aplicación de la DDE, en cuanto teoría científica, se convierte sólo en un instrumento de justificación moral (se prescinde de un marco antropológico y, por consiguiente, de una estructura cognoscitiva dinámica); por eso la validez con que se justifica es meramente racional y de escaso valor existencial, pues al carecer de un referente antropológico (la persona como bien en sí mismo, no objetivable), contrastan sus interpretaciones entre las diversas instancias y subestructuras (con sus respectivas formas culturales) en que se aplica. En tales circunstancias, al carecer de un

---

46 Ver: Lourdes Arizpe, *Dimensiones culturales del cambio global: una perspectiva antropológica* (trad.: Ana Aurelia Chávez Ursúa, Cuernavaca: Centro Regional de investigaciones multidisciplinarias, UNAM, 1997), p. 174.

47 Ver: Richard Reilly, "Conscience, Citizenship, and Global Responsibilities", *Buddhist-Christian Studies*, vol. 23, 2003, pp. 117-131. El autor plantea la necesidad de considerar la moral no solo en una perspectiva "local", sino en una formación de la conciencia que haga referencia a leyes que trasciendan el horizonte de determinada cultura. Iluminadora de tal conciencia es la afirmación que hace n la página 117, de que "una ley injusta no es ley del todo".

48 "Las teorías científicas no son la simple y mera opinión de un autor, por muy prestigiado que sea; para ser tales, requieren: un fenómeno, hecho o problema que interroga, una hipótesis que, como propuesta de respuesta, se ha de verificar mediante el proceso de investigación. Y una vez que se logra verificar, la conclusión, es decir, la hipótesis verificada, se convierte en ley científica, aplicable a casos semejantes. Esta ley, vinculada con otras semejantes, constituye la teoría que alimentará a una determinada ciencia" (Ramón R. Abarca, "La epistemología: herramienta para precisar los campos científicos", *Entelequia, Revista Interdisciplinar*, núm. 3, 2007, p. 77.

referente absoluto,[49] las soluciones que se dan a las paradojas surgidas se tornan contradictorias y fuente de manipulación y abusos.

Estos factores de interpretación moral de los actos con el PDE agudizan las exigencias de valoración moral de la vida social, especialmente con el advenimiento de nuevas tecnologías referidas no sólo a la vida en general sino en especial a la vida humana. Se agudiza también la sensibilidad por lo ético y el PDE se presenta más al espíritu crítico como estructura obsoleta.[50]

Se acentúa la necesidad de aclaración de actos y efectos producidos tecnológicamente en la sociedad moderna. Junto con los factores señalados, se presenta la constante de generarse dilemas en los que está presente la estructura de los actos que el PDE solucionaba en el pasado. Pero esa estructura aparece ahora bajo condiciones más refinadas y de mayor riesgo (paradojas que abren la puerta al relativismo y el hedonismo). La vigencia de tales problemas provoca que se realicen propuestas sobre nuevas formas en que se podría usar el PDE: ya no meramente como una "estructura automática" (tentación elemental de un globalismo cultural) de toma de decisiones, sino como parámetro de reflexión en acciones complejas de doble efecto, parámetro que, sin abandonar sus propiedades condicionales, las aplique con una metodología dinámica, incluyente de un marco antropológico y una estructura cognoscitiva, igualmente dinámica.

Ante el horizonte descrito de renovación y el vertiginoso cambio de estructuras morales, se plantea la necesidad de ofrecer un modelo dinámico de evaluación moral, en el cual que la persona se identifica por su inobjetivabilidad. Lo señalado exige, además de distinguir los enfoques con que se lleva a cabo el uso moral del PDE, también a definir una base común de la reflexión (la libertad en las circunstancias concretas de la bioética con acciones de doble efecto) que responda a la naturaleza misma de las "partes" que intervienen: el acto humano y los efectos del mismo.

---

49 Se destaca la importancia de señalar lo no predeterminado, ni sujeto a leyes ni manifestaciones empíricas, por ejemplo la intervención de la persona humana por su libertad mediante cualquier acto. Se opone a este sentido el de considerar la predeterminación de la conducta a partir de determinadas afirmaciones o proposiciones exclusivamente referidas a hechos empíricos, e independientemente de la intervención de la libertad. Así por ejemplo se promueve el aborto o la eutanasia, no como hechos independientes a la libertad, sino como resultado del empleo de ésta. En tales ejemplos, la evidencia empírica sólo muestra la acción más no su valor absoluto, el cual sólo es resultante de la intervención de la libertad conforme a los principios fundamentales de la moral, los cuales no coinciden con las leyes meramente empíricas. Significa que sin estar en contra de las leyes naturales, los principios fundamentales hacen referencia a valores absolutos, no sujetos a las leyes empíricas. En Bioética se discute sobre el valor absoluto de la persona humana cuando se habla de "dignidad" por ser tal el cimiento de los derechos fundamentales de la persona, y esto, lo que significa es que precisamente significa que la vida humana no se limita sólo a lo físico (Donal Clancy, "El valor absoluto y relativo de la vida humana". En: LUCAS, Ramón. *Comentario Interdisciplinar a la Evangelium Vitae'*, Madrid: Biblioteca de Autores Cristianos, 1996, pp. 385-401.

50 Ver: David Wenkel, "Separation of Conjoined Twins and The Principle of Double Effect", *Christian Bioethics*, 12, 2006, pp. 291-300.

No basta, por tanto, hablar de actos humanos en general cuando lo que se quiere es analizar prospectivamente un efecto deseado o no deseado. Lo anterior se afirma tanto para la vida ordinaria como para circunstancias muy específicas del ámbito de la investigación, la educación, etc. Por lo tanto, si se identifica el efecto directamente con el acto humano, tendría que valorarse en sí mismo moralmente. En cambio, desde un punto de vista técnico es razonable estudiar los posibles resultados de las decisiones humanas no porque se tenga la voluntad de realizarlas sino en función de ponerlas al servicio de la decisión adecuada (no puede detenerse el conocimiento humano —técnico—, por el hecho de pensar que, de obtenerlo, puede ser participación en las decisiones de terceros en el sentido de que "lo usen para mal").

La ética no establece direcciones ni "colores" al bien buscado por el hombre, pues siempre buscará, simplemente, el bien, lo cual no excluye a nadie, independientemente de su cultura o la forma en que lo considere o crea.[51]

Por lo tanto, a cada persona, según su cultura y su entorno moral, corresponde dar el "tono o matiz" adecuado a su creatividad y capacidad técnica, con el desarrollo de los valores propios de su entorno. Las "luchas éticas"[52] no debieran ser más que "luchas" de matices pues cuando está de por medio un valor fundamental habrá que cuestionar la autenticidad del planteamiento "moral" que cuestiona tal valor.

Significa que existen unos valores inalienables e inmutables presentes de uno u otro modo en cada moral y que son expresiones de una racionalidad que expresa la esencia de los actos humanos ordenados al bien en el cual intervienen,[53] mediante la ciencia ética[54]. Ésta considera no solamente la experiencia empírica de dichos actos (en cuanto a la estructura empírica de estos), sino también su estructura no empírica y, por tanto, considerando la responsabilidad no solamente de lo que se genera en un entorno inmediato,

---

51 La infraestructura de una moral utilitarista, necesariamente deviene en diferencias infranqueables entre grupos de personas, dado que el referente último de la conducta no es la persona sino el concepto útil de los bienes, así por ejemplo se puede citar el proporcionalismo. Ver: Courtney S. Campbell, "Prophecy and Policy", *The Hastings Center Report*, vol. 27, núm. 5, septiembre-octubre de 1997, pp. 15-17.

52 Se hace referencia a las diversas propuestas morales. Ver: R.M. Hare *Ordenando la Ética. Una clasificación de las teorías éticas* (trad.: Joan Vergés Gifra, Barcelona: Editorial Ariel, 1999).

53 Se hace referencia expresan la intervención de la persona por su voluntad en hechos concretos. Así entendida la libertad escapa o está fuera de la condicionalidad del tiempo, el espacio y la materia, no obstante de manifestarse en ellos, es decir, realiza a la persona no sólo en un desarrollo y orden temporal, sino como absoluto inobjetivable. Ver: R.M. Hare *Ordenando la Ética. Una clasificación de las teorías éticas* (trad.: Joan Vergés Gifra, Barcelona: Editorial Ariel, 1999), p. 5.

54 Los principios de la ética se consideran inmutables en cuanto que hacen referencia a unos valores inmutables es decir, no son meramente deontológicos. Tales principios son los que dan a la Ética una definición científica Ver: R.M. Hare *Ordenando la Ética. Una clasificación de las teorías éticas* (trad.: Joan Vergés Gifra, Barcelona: Editorial Ariel, 1999), p. 143.

sino en su trascendencia en el tiempo y en el espacio histórico-global, y en su trascendencia por implicar valores absolutos como la libertad.

Pero esto es posible si la calificación moral no se aplica ya solamente a los efectos producidos por sí mismos, sino a la intervención de la persona en los mismos, nexo real entre la persona y el hecho inmediato; a la vez, nexo real entre la persona y lo que le antecede y se proyecta en el futuro y, por tanto, en referencia a la realidad que antecede y se sobrepone al tiempo, es decir: lo absoluto. Luego, esta exigencia establece parámetros de adecuación a unas reglas determinadas y, a la vez, responde a una fundamentación antropológica del actuar humano.

No resulta razonablemente aceptable lo que moralmente se plantea sólo como un interés en el que la persona no es valorada como ente libre, es decir por sí misma, por su autodeterminación en relación al Bien Absoluto. Y el resultado más evidente de esta base filosófica moderna de la moral es que existe un nexo de los resultados o efectos logrados no sólo con unas reglas morales sino con una naturaleza propia de los efectos, que puede estar o no vinculada con la libertad de la persona, según que entre ambas medie la referencia al Absoluto. Es decir, si la libertad se enmarca simplemente en un contexto empírico, la persona queda sujeta a las determinaciones externas o ajenas al estatuto propio de su dignidad humana.[55]

Así, por ejemplo, la muerte del ser humano es en sí misma una realidad natural que se puede considerar un efecto grave, bajo cualquier circunstancia en que suceda, pero no por ello es imputable moralmente siempre a alguien. Una exageración relativista plantea la "moralización" de los efectos naturales, aún sin haber en ellos una intervención de la libertad. Este relativismo consiste en afirmar que en todo hecho interviene la voluntad por estar siempre presente la libertad de la persona, posición llamado por algunos "absolutismo". En un planteamiento diverso, al considerarse que la muerte de la persona es un hecho grave, toda vez que se impute moralmente a alguien, lo convertirá también en objeto de rechazo (pretender lo contrario llevaría a la adjudicación de reservarse el poder sobre la vida de los demás).

De lo anterior se infiere que el PDE se plantea en las exigencias actuales de la DDE no bajo unas condiciones predeterminadas, sino como estructura de la realidad, en que se valida una metodología dinámica. Así, el horizonte del conocimiento y la investigación, se vislumbran en la dirección señalada por la ética, de la *libertad humana*: factor de definición del bien futuro en la preservación de la vida y, concretamente, la protección de la vida de la persona humana.

---

55   Se sugiere el análisis de la obra: Francesc Torralba, *¿Qué es la dignidad humana? Un ensayo sobre Peter Singer, Hugo Tristram Engelhardt y John Harris*. Barcelona: Herder, 2005.

Después de este análisis veamos algunos ejemplos en la literatura acerca de la aplicación del principio que complementan los ya vistos.

Aborto

El aborto se suele justificar con el PDE al considerar que cuando está en peligro la vida del feto y la madre, se decide eliminar al feto para salvar la vida de la madre. ¿Es esto una mera justificación *ad hoc*?

Depende. Las condiciones del PDE implican que, cuando el feto no es causa directa del mal, sino que es otra la causa del mal, y se elimina dicha causa nociva, entonces el aborto no es permitido. Hay casos en los que hay sépsis en la madre, donde el producto es el foco de la misma. Sin embargo, en estos casos el feto ya se encuentra muerto. Su remoción parece seguir así el PDE. Pero

> En el caso en que el feto produce sustancias que directa o indirectamente matan a la madre o comprometen severamente su salud, o bien que el feto, por sus requerimientos metabólicos, lleva a una descompensación inmanejable de la homeostasis materna, es el feto, sus sustancias y su metabolismo la causa de la muerte o daño severo de la madre y sólo su remoción puede salvarla. Este caso no es asimilable a la DDE, ya que la *lex artis* indica que, sabiendo la causa de la patología, si ésta es removible, debe ser removida, pero en este caso coincide con matar al feto".[56]

En este ejemplo no es posible aplicar el principio. ¿Qué queda por hacer? Debe seguir el curso de acontecimientos. Esto llevará a la muerte a ambos, la madre y el feto. Este es un ejemplo de inaplicabilidad, ya que el cálculo del principio no es utilitarista, sino admitir que hay males que no pueden evitarse. El "no pueden" en el sentido de que lícitamente no podemos intervenir. Nótese que no es la discusión jurídica lo que está en juego aquí. Si la madre no se salva por omisión del equipo médico, puede tener consecuencias penales. Ese no es el tema en discusión en este trabajo.

---

[56] Carlos Y. Valenzuela, "Aproximación ética científica al doble efecto o único bien posible en al aborto terapéutico", *Acta Bioethica*, 2016; 22 (2): 183.

La guerra

Otra área común es cuando se habla de la defensa ante una agresión externa. Sin embargo, en una guerra hay un principio inviolable: matar o tomar la vida de inocentes. Esto no puede ser justificado o, mas bien, mal "justificado" a partir del PDE. No es un mal menor tirar la bomba atómica en donde mueren inocentes, no importa cuántos, y se "salvan" así millones o decenas de miles. Otra vez el bien integral no es producto de un cálculo aritmético. Tomar una vida inocente como medio directo para intimidar al enemigo viola el PDE. El mal que se permite es causa del bien y es buscado en sí mismo. Al menos en el caso de Hiroshima fue así. No sólo se preveía la muerte de inocentes, sino que se buscó por sí misma al bombardearla, para mostrar así el poderío militar de EUA.

Sin embargo, la legítima defensa plantea un cuestionamiento con un matiz diferente importante: ya no se trata de la vida de un inocente, que es lo que prohíbe el mandato absoluto. Además, se está en una situación límite en donde hay que elegir forzosamente: de esta forma, si para repeler una agresión, causamos la muerte del agresor, el acto puede no ser un demérito si lo que pretendíamos era salvar la propia vida... Lo que entra en la intención, el primer efecto, es mantener la vida propia; el segundo efecto, no pretendido, no buscado *ex profeso*, y, por tanto, una consecuencia que cae fuera de nuestra intención, que sólo casualmente está unida con nuestro acto de defendernos, es producir la muerte de quien nos ataca.[57]

Siameses

Uno de los casos más difíciles son los casos de siameses unidos por órganos u otras estructuras anatómicas por lo que, al separarlos, se provocará irremediablemente la muerte de alguno.

---

57 García, Juan José. El principio del doble efecto en el ius in bello. Scripta Theologica, UNAV, Vol. 46, 2014, p. 315. Tomás de Aquino señala: "Nada impide que de un solo acto haya dos efectos, de los cuales uno sólo es intencionado y el otro no. Pero los actos morales reciben su especie de lo que está en la intención y no, por el contrario, de lo que es ajeno a ella, ya que esto les es accidental, como consta de lo expuesto en lugares anteriores (q.43 a.3; 1-2 q.72 a.1). Ahora bien: del acto de la persona que se defiende a sí misma pueden seguirse dos efectos: uno, la conservación de la propia vida; y otro, la muerte del agresor. Tal acto, en lo que se refiere a la conservación de la propia vida, nada tiene de ilícito, puesto que es natural a todo ser conservar su existencia todo cuanto pueda. Sin embargo, un acto que proviene de buena intención puede convertirse en ilícito si no es proporcionado al fin. Por consiguiente, si uno, para defender su propia vida, usa de mayor violencia que la precisa, este acto será ilícito. Pero si rechaza la agresión moderadamente, será lícita la defensa, pues, con arreglo al derecho, es lícito repeler la fuerza con la fuerza, moderando la defensa según las necesidades de la seguridad amenazada. No es, pues, necesario para la salvación que el hombre renuncie al acto de defensa moderada para evitar ser asesinado, puesto que el hombre está más obligado a mirar por su propia vida que por la vida ajena." (Suma de Teología, II-II q. 64, a. 7, Resp.).

Así, por ejemplo, tenemos el caso de dos hermanas unidas en donde una de ellas necesitaba la aorta de la otra para permitir el retorno venoso.[58] Algunos autores defendieron que el separarlas, a pesar de la muerte de una de ellas, se justifica el PDE, ya que la muerte no es querida directamente y puesto que la muerte de una de ellas, en sí misma, no es la causa de que viva el otro niño. Debido a que, al realizar la cirugía, se preveía la muerte de una de ellas de modo casi inmediato, algunos dicen que, al ser necesaria la muerte de una de ellas, la intervención va en contra del principio.

Otros, como Catherine Dominic, afirma que:

In my view, the separation did not involve a direct attack on the life of Mary; rather, the separation was properly described as restoring Jodie's organs to her with the result that Mary died.[59]

Es decir, se tienen los mismos hechos, pero dos interpretaciones. Si la muerte de Mary fue necesaria, sería un acto directo de matar a alguien, lo que convierte en malo el acto.

Cuidados paliativos

Otro ejemplo tradicional del uso en bioética es cuando se realizan cuidados paliativos. En particular, en todas las intervenciones en donde se busca aliviar el dolor y otros síntomas del paciente terminal y que conllevan el riesgo de acelerar la muerte. Es crucial recordar que una cuestión es prever un resultado y otra buscarlo. En este caso, prever la muerte del paciente al administrar sedación, por ejemplo, está permitido por el principio del doble efecto; pero buscar una intención simultánea de acelerar la muerte, violaría el principio.

Claro está que ya se ha hablado sobre lo crucial de la intención para el PDE. No es un nota casual en estos casos. Asimismo, no es una cuestión de tiempo. Prever una muerte que llevaría meses, mientras no se busque la muerte del paciente, es lícito. No se trata de una especie de acto cínico; es decir, desear y/o buscar la muerte del paciente en la dosificación de morfina lenta es piadosa o en una inyección única. Por supuesto, entender que la morfina y otros opioides bien administrados no poseen un riesgo mayor que otros analgésicos. Así lo resume Rita Marker:

---

58 Michel Therrien, "Did the Principle of Double Effect Justifiy the Separation?". *National Catholics Bioethics Quarterly*, Autumm 2001.

59 Michel Therrien, "Did the Principle of Double Effect Justifiy the Separation?". National Catholics Bioethics Quarterly, Autumm 2001, p. 424.

While it is important to emphasize that pain medication, appropriately administered, rarely, if ever, will be the cause of death, it should also be noted that if the intervention did have the foreseeable but unintended consequence of fastning death, it would be permitted under the principle of double effect.[60]

En cuanto a la sedación para aliviar el dolor y/o malestares, a veces se utiliza el término sedación paliativa o sedación terminal. En cualquier caso, hay que considerar dos elementos clave.

El primero es que no pueden suspenderse los cuidados básicos de hidratación y nutrición al paciente, aunque permaneciese sedado permanentemente.

El segundo es que la sedación paliativa no debe, en general, usarse como primera línea de terapia, sino solo cuando hayan fallado otras estrategias terapéuticas. Si no fuese así, violaría el principio de proporcionalidad de una causa grave para actuar así. Es decir, debe evitarse la sedación como camino fácil a una eutanasia soterrada o disfrazada.

El PDE es, sin duda, un criterio que nos permite discernir mejor en los casos difíciles planteados por la bioética. Sin embargo, hay que insistir en que no es un principio para evadir o buscar justificar cualquier conducta, sino para, en ocasiones peculiares, resolver decisiones difíciles en torno a la vida humana.

---

60 Rita L. Maker, "End of life decisions and Double effect". *The National Catholic Bioethics Quarterly*, Spring, 2011, p. 111.

Conclusiones

La doctrina del doble efecto realmente aporta un entendimiento del principio del doble efecto al hacer posible la comprensión de sus fundamentos antropológicos, así como la verificación de la estructura lógica con que se aplica en ejemplos concretos de modo válido y útil para la bioética.

La distinción entre DDE y PDE hace posible la apertura a diversas aplicaciones de la primera en el segundo. Se plantea la antropología centrada en la persona como opción válida para acciones de doble efecto sin evadir la responsabilidad moral de realizarlas. Lo anterior se justifica en la relación "directa–indirecta" (de la voluntad respecto al efecto), relación que indica el modo de expresar la persona su voluntad: en cuanto que interviene o no interviene en los efectos producidos con el acto.

La característica fundamental, según la cual la DDE se centra en la problemática de los actos de doble efecto en los que interviene la voluntad, determina a esa realidad como intrínseca al acto humano. Este ámbito ético de lo intrínseco es lo que se aborda comúnmente con el estudio de los actos en que interviene la voluntad en contraste con los actos en que no interviene. La reflexión al respecto ha estado presente en toda la filosofía moral, si bien sus aplicaciones pueden variar según las culturas.

La distinción de los efectos en los que son producto de la libertad y en los que no lo son, justifica que se defina en sentido analógico a la intención como causa de los efectos del acto, por lo cual, al ser la intención expresión de la libertad, la imputabilidad moral de los efectos del acto a la persona hace referencia también a la intervención de la voluntad o no intervención en tales efectos, lo cual puede verificarse o no, tanto en el presente como en el futuro. Y, en cualquiera de los casos, lo que define la moralidad de la acción no es meramente la verificación empírica sino la relación de la intención con el efecto en una relación causal de intervención para que se produzca o no se produzca, y su referencia a la norma.

Cuando los efectos están sujetos al control de la voluntad de la persona, necesariamente son provocados por la intención y corresponden a los efectos intrínsecos, los cuales siempre se regulan moralmente; es decir, son objeto de valoración moral.

Sin embargo, en ocasiones es incierto el control que la voluntad puede tener sobre un efecto; es decir, no siempre son provocados por la intención, por lo cual los efectos producidos en tales circunstancias corresponden a los efectos extrínsecos, los cuales sólo se regulan y son objeto de valoración moral cuando sí se pueden evitar o existen alternativas.

Tradicionalmente, se ha denominado a las acciones que implican daños como acciones "indirectas". No obstante, parece más apropiado denominarlas "directas" pero con efectos colaterales que tienen el riesgo de un daño grave. De este modo, se establece que en el fin buscado interviene la libertad sin que, por ello, sean ilícitas, ya que los daños generados no pueden ser controlados; es decir, no pueden ser evitados, pero tampoco puede sustraerse la voluntad de buscar el bien que se ha señalado en el fin buscado. Esta obligación se sigue no solamente de la ley positiva, sino ante todo de las exigencias de la misma naturaleza humana, las cuales no se limitan a lo empírico y tienen su más alta expresión en relación al bien absoluto de la vida de la persona.

No se entiende la DDE ni su aplicación en el PDE si no se distingue entre acciones directas e indirectas, siendo las primeras, libres, y las segundas, meramente accidentales. Esta división permite afirmar que la valoración moral de los efectos no se entiende sin la previa valoración del fin, por la intervención de la voluntad en el mismo.

La aplicación de la DDE en el PDE, hace posible distinguir entre el acto "voluntario directo" y el "voluntario indirecto", ya que se precisa que en el "voluntario directo" los efectos son producto de la libertad y en el "voluntario indirecto" intervienen otras causas. Al pretender desaparecer la distinción ente ambos, se elimina la libertad como último o esencial elemento del acto de doble efecto.

La distinción entre el "directo" y el "indirecto", aplicada a los actos de doble efecto no es una mera distinción de términos, sino de realidades (a las que se refiere respectivamente cada efecto y que pueden ser no empíricas), por lo cual, aún cuando no se hable de voluntario directo y de voluntario indirecto, al menos, en su lugar, debe hacerse referencia a los actos en los que existe intervención de la voluntad (para producirlos o no producirlos) para los primeros, y los actos en que no interviene la voluntad, para los segundos (indirectos), y de este modo expresar congruencia de expresión en el objetivo de clarificar la justificación o no justificación del PDE.

La DDE hace referencia a realidades morales fundamentales como la libertad con el fin de esclarecer su intervención en actos de múltiples efectos, aún cuando la identificación de estos llega a ser confusa por el hecho de ser inherentes al fin pretendido.

Puesto que en la aplicación de la DDE se identifica la acción moral no sólo con efectos inmediatos, sino con la acción libre con efectos a futuro, entonces, los efectos inmediatos son aquellos que resultan del "control material" que ejerce la voluntad para que se produzcan. Los efectos mediatos puede ser que se produzcan o no pero que son posibles de producirse, por el hecho de que los intenciona la persona. Existe, por tanto, la posibilidad de que los actos puedan ser previstos, y por ello, implican responsabilidad, al menos pasiva, ya que no siempre es posible que la voluntad intervenga para que se produzcan. Este hecho exige una coherencia moral para evitar los malos y propiciar los buenos efectos en los actos, según lo que en ellos se prevé.

Los actos intrínsecamente malos se definen no por una condición ajena a la naturaleza de la persona, sino por la capacidad de ésta de intervenir en la realidad por sus acciones pasadas, presentes y futuras. No se trata por tanto de una valoración *a priori,* ni independiente de la libertad con que actúa la persona, siendo ésta siempre la causa superior de los actos morales, pero sin exclusión de la influencia o intervención de las circunstancias o factores diversos, los cuales generan efectos propios.

El análisis de las características de los efectos a los que se hace referencia con el estudio de los actos de doble efecto implica, de modo específico, distinguirlos fundamentalmente en extrínsecos, que no son determinados por la voluntad, e intrínsecos que si son determinados por la voluntad. Entre unos y otros se dan un conjunto de efectos, en los que puede estar presente la voluntad sólo parcialmente, si no se tiene conocimiento de los efectos nocivos que se pueden generar o si, teniendo conocimiento de los efectos que se generarán, no existen alternativas para evitar que se produzcan, ya que son inherentes al fin que se pretende.

La reinterpretación de la DDE no substituye el principio del doble efecto por uno mejor, ni inventa otro, sino que lo toma en su base esencial centrada en la ley de la causalidad y lo aplica a las exigencias actuales de una comunidad global, destacando en la relación causa-efecto, la intervención de la voluntad de la persona para definir la moralidad de la acción.

La DDE, al señalar los límites de la conducta humana, no tiene una función restrictiva, sino proyectiva. No entender esto lleva a considerarla o una imposición más de la moral o un mero consejo para quien lo quiera seguir. La naturaleza misma de la persona le ha llevado, en la actualidad, a conocer mejor sus alcances y sus límites, abriendo su conocimiento horizontes de creatividad antes no alcanzados, y que dinamizan la potencialidad de su quehacer abierto a nuevas fronteras.

Se alcanza el nivel más profundo de aplicación del principio del doble efecto al señalar que su aplicación no se genera de modo "automático", ni como de receta ni como necesidad causal inmediata. Después de distinguir efectos de altos riesgos, cuya propiedad esencial es la exclusión mutua, por ser uno conforme con el bien humano y el otro opuesto al bien humano, el principio del doble efecto desempeña el papel de esclarecer el papel de la libertad respecto a uno y otro.

Las condiciones del PDE expresan el desarrollo de la DDE, pero lo importante no es su aplicación predeterminística, ya que tales condiciones no son base para la excepción del principio en determinada circunstancia. Se afirma que no se justifican medios malos para un fin bueno.

El conocimiento aportado por la DDE permite justificar la estructura lógica del uso del PDE, con el fin de esclarecer la licitud de actos de doble efecto, ya que es presupuesto para distinguir aquellos en que interviene la voluntad en bien de la persona, no obstante implicar efectos que producen daño y en los cuales existe poca o nula posibilidad de la mencionada intervención.

La DDE no consiste en establecer reglas predefinidas, aún cuando las exige para la práctica concreta en un entorno moral de acciones relativas a la vida humana. La DDE anima la determinación de reglas relativas al bien de la persona humana, dejando al entorno cultural la forma que adquieren las reglas relativas a la conducta en circunstancias que implican actos de doble efecto.

La DDE no busca justificar algún mal o acción ilícita mediante el uso incorrecto de principios morales. Tampoco justifica principios morales que contribuyan a la justificación de una acción ilícita.

La DDE no es un posicionamiento ni pronunciación individualista o subjetiva del acto moral a través del principio del doble efecto. La aplicación de éste sin un marco antropológico de referencia a la vida de la persona como bien absoluto puede ser telón de fondo de la evaluación moral de la conducta humana con arreglo a unos fines no precisamente enfocados al bien de la persona según su naturaleza, sino a los intereses de grupos o expectativas determinadas por la aristocracia o las instituciones.

La DDE da luz al actuar humano, para prever las consecuencias de sus actos, mas no determina previamente la respuesta exigida como acción moral. Destaca el papel fundamental de la *libertad* presente en el acto humano, con un razonamiento más estricto en la consecución de un determinado fin ordenado al bien humano.

La ética no se restringe a una moral de reglas; por ello, las reglas que hubieron tenido una importancia en el pasado deben integrarse en el marco más amplio de la reflexión ética que aporta luces sobre la libertad ejercida en la complejidad de las circunstancias modernas.

En la moral clásica, la DDE se refleja en principios como el PDE y el del mal menor, que guían el acontecer moral en el entorno de estructuras sociales estables y definen la moralidad de los actos de modo predecible y definido. En la renovación moral la DDE la expresión de los mismos principios, más que desaparecer, se modifica: su necesidad es clave para evaluar el horizonte de alternativas innovadoras en que dibujan las decisiones éticas, por implicar tanto a la persona como a su futuro.

La DDE hace posible la solución de dilemas de doble efecto aplicando el PDE. Se trata de un "instrumento" necesario en la valoración moral, para discriminar acciones lícitas de acciones ilícitas en actos de doble efecto. La DDE se basa no sólo en la formulación del PDE, sino en la interpretación y epistemología que subyace al mismo y que expresa una valoración de la persona en sí misma. Aplicándose el PDE solamente por su formulación, asumiría cauces de solución de problemas de modo indiscriminado, aún en el caso de llegarse a soluciones idénticas (la muerte de un enfermo terminal, el uso de anticonceptivos, la defensa propia).

La DDE hace relación al conjunto de conocimientos que permiten discernir la bondad o la maldad moral de los actos humanos al establecer una diferencia fundamental entre aquellos actos que son causados con la intervención de la voluntad en los efectos y aquellos otros efectos en que no interviene la voluntad. Esta división aparentemente simple es, por lo contrario, una diferencia fundamental. En la filosofía de los actos humanos, da luces a las situaciones más complejas en que puede llegar a encontrarse la persona para tomar una decisión que le afecta moralmente.

La aplicación de la DDE en el PDE, permite clarificar los problemas fundamentales en que se centra la bioética. Estos problemas aluden a las inferencias que se siguen de la definición de la moralidad del acto, a partir de dos líneas esenciales y, por tanto, trascendentes para la reflexión moral que, asimismo, implican la toma de decisiones médicas; acciones que implican intersubjetivamente a las personas (ej. instrumentalización de la persona, objeción de conciencia, secreto profesional, códigos éticos institucionales, etc.):

1. Acciones que conllevan la muerte (ej. eutanasia, aborto, etc.).
2. Acciones en las que entran en juego las facultades sexuales (uso de anticonceptivos, homosexualidad, etc.)

La solución de problemas morales no es "ciega", no puede circunscribirse a meras formulaciones ni a sus derivaciones lógicas, pero, dada su complejidad, requiere de parámetros que son como faros que alumbran la zona en la que se desenvuelve la problemática. Los principios como el PDE no pueden ser desplazados, aunque tampoco pueden ser tomados meramente como "recetas". Su aplicación supone la explicitación de un marco epistemológico-antropológico que permita valorar la correspondencia de las conclusiones con el cauce que se sigue en los planteamientos implicados en el problema. La ética observa, en ese sentido, no meramente soluciones funcionales, eficientes o útiles, sino la coherencia moral o conformidad de tales soluciones con las premisas filosóficas que, ante todo, preservan la integridad de los valores y, más concretamente, la vida humana en cuanto que la preservan del mal moral en su actuar.

La DDE no garantiza la cualidad de la acción de la persona, como pudiera esperarse en un sistema predeterminista, pero sí garantiza la cualificación moral del acto de doble efecto a partir de una lógica rigurosa y una referencia fundamental a la libertad.

La distinción de la intención de la voluntad de la persona en su conducta en directa o indirecta ha sido un tema de reflexión, especialmente en la cultura anglosajona, y ha adquirido un lugar importante para la aclaración y definición de la DDE. Se trata, efectivamente, de una importante clave interpretativa de la DDE. Del conocimiento y articulación de los conceptos de la intención directa y la intención indirecta, es posible no sólo establecer un puente de comunicación y entendimiento de la cultura mencionada, sino también llegar a aplicaciones de la DDE, con alto grado de certeza moral pragmática o práctica si se prefiere.

Estrictamente hablando, todos los actos libres son de doble efecto, por el hecho de que no se verifican actos libres "puros" (es decir, en los cuales no intervengan otros factores además de la libertad, produciendo efectos que están fuera su alcance o intervención). Sin embargo, los actos estudiados por la doctrina del doble efecto, son llamados propiamente de "doble efecto" con base en su característica de que siendo actos libres, alguno o algunos de sus efectos generan un daño grave o significativo, el cual no se puede valorar moralmente de forma predeterminada.

Hay varios dilemas éticos en la bioética, tanto al inicio como al final de la vida, donde el PDE puede ayudar a tomar mejores decisiones. Entre ellos, está el de no permitir el encarnizamiento terapéutico, el control del dolor, el suspender determinados tratamientos inútiles. Estas decisiones conllevan efectos indeseados y no intencionados que debemos hacer compatibles con bienes o evitar males a las personas.

No obstante, no hay que olvidar que el PDE no puede aplicarse siempre. Habrá circunstancias que impidan la aplicación del mismo y, aunque esté presente, algún mal tendrá que tolerarse a pesar de la buena intención que pueda tenerse para remediar el mal.

Referencias bibliográficas

Principales referencias bibliográficas

Boyle, Joseph. 1984. "The Principle of Double Effect: Good Actions entangled in Evil". En: AAVV. *Moral Theology today: Certitudes and Doubts*, Saint Louis, Missouri (US): The pope John Center.

McCormick, R. 1976. "El principio del doble efecto", trad.: Goñi Grandmontagne, *Concilium*, vol. 12 (III), núm. 120, diciembre, pp. 564-582.

Obiglio, Hugo. 1998. *Principios de Bioética*, Buenos Aires: Fundación Alberto J. Roemmers.

Shaw, A. B. 2002. "Two Challenges to the Double Effect Doctrine: Euthanasia and Abortion", *Journal of Medical Ethics*, vol 28, núm 2, abril.

Bibliografía complementaria

AAVV. 2004. *Diccionario Akal de Filosofía*, trad.: Humberto Marraud y Enrique Alonso. Madrid: Ediciones Akal. (*The Cambridge Dictionary of Philosophy*, 1995).

AAVV. 1995. *Diccionario Enciclopédico Grijalbo*, Barcelona: Editorial Grijalbo.

AAVV. 1972. *Diccionario Enciclopédico Quillet, vol. XI*, México: Editorial Cumbre.

AAVV. 1993. *Diccionario Enciclopédico Universal Océano Color, vol. VI*, México, Córdoba (España): Editorial Océano.

AAVV. 1995. *El pequeño larousse ilustrado*, México: Larousse.

AAVV. 1954. *Enciclopedia jurídica Omeba, vol. III*, Buenos Aires: Editorial Bibliográfica Argentina.

AAVV. 1995. *Enciclopedia Larousse, vol. XIII*, Barcelona: Editorial Larousse Planeta.

AAVV. 2001. *Enciclopedia Oxford de Filosofía*, trad.: Carmen García Trevijano, Madrid: Tecnos, (*The Oxford Companion to Philosophy*, 1995).

AAVV. 1979. *Enciclopedia Universal Ilustrada Europeo-americana*, Madrid: Espasa Calpe.

AAVV. 1994-1995. *Lexipedia: Diccionario Enciclopédico, vol. II*, Encyclopaedia Británnica Publishers, Inc, U.S.A.

AAVV. 1995. *Responsabilidad profesional del médico y los derechos humanos*, México: Comisión Nacional de Derechos Humanos.

Abarca, Ramón R. 2007. "La epistemología: herramienta para precisar los campos científicos", *Entelequia, Revista Interdisciplinar*, núm. 3.

Abbagnano, Nicola. 1996. *Diccionario de Filosofía*, 2ª ed., trad.: Alfredo N. Galletti, México: Fondo de Cultura Económica. (*Dizionario di filosofia*, 1961).

Abellán, José Carlos. 2006. *Bioética, autonomía y libertad*, Madrid: Fundación Universitaria Española.

Adame, Jorge. 2002. "Los principios de la bioética". En: AAVV. II Simposium Universitario. *La bioética. Un reto del tercer milenio*, Ciudad de México: Universidad Panamericana - UNAM Instituto de Investigaciones Jurídicas.

Aeppli, Ernst. 1965. *Personalidad. La esencia del hombre maduro*, trad.: José Belloch Zimmerman, Barcelona: Editorial Luis Miracle. (*Persönlichkeit, vom wesen des gereiften menschen*, 1952).

Aertnys, Jos. 1932. *Theologia Moralis, vols. I-II*, 12ª ed. Torino (Italia): Casa Editrice Marietti.

Ainslie, Donald C. 1999. "Questioning Bioethics AIDS, Sexual Ethics, and the Duty to Warn". *The Hastings Center Report*, vol. 29, núm. 5, septiembre-octubre, pp. 26-35.

Albert, Daniel A. 1978. "Decision theory in medicine: a review and critique". *The Milbank Memorial Fund Quarterly. Health and Society*, vol. 56, núm. 3, , pp. 362-401.

Alcalá, Raúl. 1995. "Hermenéutica, verdad y realidad". En: AAVV. *Inter Alia Hermenéutica*, México: UNAM.

Alcalá, Raúl. 2002. *Hermenéutica. Teoría e interpretación*, Ciudad de México: UNAM-Acatlán-Plaza y Valdés, pp. 23-36.

Aluja, M.; Birke, A., Coords. 2004. *El papel de la ética en la investigación científica y la educación superior*, 2ª ed. México: Academia Mexicana de Ciencias-Fondo de Cultura Económica.

Anciaux, P.; D'Hoogh, F.; Ghoos, J. 1971. *El dinamismo de la moral cristiana*, trad.: José Diego Pérez, Salamanca: Ediciones Sígueme. (*Dynamische Perspectieven der chritelijke Moraal*, 1971).

Anscombe, G.E.M.; Morgenbesser, S. 1963. "The two kinds of error in action". (Symposium: Human action). *The Journal of Philosophy*, vol. 60, núm. 14, julio, pp. 393-401.

Ariés, P.; Duby, G. 1992. *Historia de la vida privada. El proceso de cambio en la sociedad de los siglos XVI-XVIII*, trad.: Ma. Concepción Martín Montero, Madrid: Taurus ediciones (*Histoire de la vie privée*, 1985), pp. 71-111.

Arieti, James A. 1988. "Homer's litae and atê". *The Classical Journal*, vol. 84, núm. 1, octubre-noviembre, pp. 1-12.

Aristóteles, 1970. *Metafísica, vols. I-II*, trad.: Valentín García Yebra, Madrid: Gredos.

Aristóteles. 1952. *Nicomachean Ethics*, trad.: W.D Ross, University of Chicago, USA: Encyclopaedia Británica.

Arizpe, Lourdes. 1997. *Dimensiones culturales del cambio global: una perspectiva antropológica*, trad.: Ana Aurelia Chávez Ursúa, Cuernavaca: Centro Regional de Investigaciones Multidisciplinarias, UNAM. (*The Cultural Dimensions of Global Change. An Anthropological Approach*, 1996).

Arribas, Cipriano. 1919. *Estudio crítico sobre el probabilismo moderado*, 3ª ed., Barcelona: Editor Gustavo Gili.

Aubert, Jean Marie. 1989. *Compendio de la moral católica*, trad.: Miguel Montes, Valencia-México: Edicep-Librería Parroquial de Clavería. (*Abrége de la Morale Catholique*, 1987).

Aulisio, Mark. 1997. "One Person's Modus Ponens: Boyle, Absolutist Catholicism, and the Doctrine of Double Effect", *Christian Bioethics*, vol. 3, núm. 2, agosto.

Ayer, A.J. 1981 *Proposiciones básicas*, trad.: Margarita M. Valdéz, México: Instituto de Investigaciones Filosóficas, UNAM. ("Basic propositions", en *Philosophical Essays*).

Baca, Laura. 1996. "Ética de la responsabilidad". *Revista Mexicana de Sociología,* vol. 58, núm. 4, octubre, pp. 37-49.

Back, Julia. 1998. "Regulation as Facilitation: Negotiating the Genetic Revolution". *The Modern Law Review*, vol. 61, núm. 5, septiembre.

Beauchamp, T.L.; Childress, J.F. 1999. *Principios de Ética Biomédica*, trad.: Teresa Gracia, Javier Júdez, Lydia Feito, Barcelona: Editorial Masson. (*Principles of Biomedical Ethics*, 1994).

Bennett, John. 1938. "The problem of evil". *The Journal of Religion*, vol. 18, núm. 4, octubre, pp. 401-421.

Berkman, John. 1997. "How important is the Doctrine of Double Effect for Moral Theology: Contextualizing the Controversy", *Christian Bioethics*, vol. 3, núm. 2, agosto.

Bittles, Alan. 1999. "Perspectivas médicas, éticas y legales de la nueva genética". *Perspectivas Bioéticas*, vol. 8, núm. 7, pp. 11-27.

Black, Max. 1979. *Inducción y probabilidad*. Ediciones Cátedra, Madrid.

Blázquez, Niceto. 1996. *Bioética Fundamental*, Madrid: Biblioteca de Autores Cristianos, pp. 543-555.

Blázquez, Niceto. 2000. *Bioética, la nueva ciencia de la vida*. Madrid: Biblioteca de Autores Cristianos.

Bloomfield, Leonard. 1935. "Linguistic aspects of science". *Philosophy of Science*, vol. 2, núm. 4, octubre, pp. 499-517.

Böckle, Franz. 1973. *Hacia una conciencia cristiana. Conceptos básicos de la moral*, trad.: P. Rafaél Velasco Beteta, Estella (Navarra): Editorial Verbo Divino. (*Grundbegriffe der Moral*, 1972).

Botros, Sophie. 1999. "An Error about the Doctrine of Double Effect". *Philosophy*, vol. 74, núm. 287, enero, pp. 71-83.

Boyle, Joseph Jr. 1980. "Toward understanding the Principle of Double Effect". *Ethics*, vol. 90, núm. 4, julio, pp. 527-538.

Boyle, Joseph Jr. 1983. "A Catholic Perspective on morality and the law", *Journal of Law and Religion*, vol. 1, núm 1, pp. 227-240.

Boyle, Joseph. 1984. "The principle of double effect: good actions entangled in evil". En: AAVV. *Moral Theology today: Certitudes and Doubts*. Saint Louis (USA): The pope John Center, pp. 243-260.

Boyle, Joseph. 1997. "Intentions, Christian Morality, and Bioethics: Puzzles of Double Effect". *Christian Bioethics*, vol. 3, núm. 2, agosto, pp. 87-88.

Brody, Howard. "Double Effect: Does it have a Proper Use in Palliative Care?" *Journal of Palliative Medicine*, vol. 1, núm. 4, 1998. p. 329.

Brosse, O.; Henry, A.M.; Rouillard, P. 1986. *Diccionario del cristianismo*, trad.: Alejandro Esteban Lator Ros, Barcelona: Editorial Herder. (*Dictionaire de la Foi Chrétienne*, 1986).

Brugger, Walter. 1995. *Diccionario de Filosofía*, 15ª ed., trad.: Vélez Cantarell y R. Gabás, Barcelona: Editorial Herder (*Philosophisches Wörterbuch*, 1978).

Bucceroni, Ianuarii. 1910. *Comentarii, de natura Theologiae Moralis, de conciencia et de probabilismo, de quarto decalogi praecepto, de sexto et nono decalogi praecepto*. Romae: Ex typographia pontificia in instituto Pii IX.

Cahill, Lisa Sowle. 1990. "Can Theology have a role in "public" bioethical discourse?" *The Hastings Center Report*, vol. 20, núm. 4, julio-agosto.

Calderón, David. 2006. "Proporcionalidad y Bienes Escasos". *Medicina y Ética*, vol. 17, núm. 1, enero-marzo, pp. 59-66.

Calipari, Mauricio. 2007. *Curarse y hacerse curar. Entre el abandono del paciente y el encarnizamiento terapéutico*, trad.: María Florencia Castellano Terz, Buenos Aires: Editorial de la Universidad Católica de Argentina. (*Curarsi e farsi curare: tra abbandono del paziente e accanimento terapeutico*, 2007).

Callahan, Daniel. 1990. "Religion and the secularization of Bioethics". *The Hastings Center Report*, vol. 20, núm. 4, julio-agosto.

Campbell, Courtney S. 1997. "Prophecy and policy". *The Hastings Center Report*, vol. 27, núm. 5, septiembre-octubre.

Cardona, Carlos. 1987. *Metafísica del bien y del mal*. Pamplona: Ediciones Universidad de Navarra.

Carlet, J.; Thijs, L.G.; Antonelli, M.; Cassell, J.; Cox, P.; Hill, N. - Hinds, Ch.; Pimentel, M.; Reinhart, K.; Thompson, B.T. 2004. "Challenges in End-of-Life Care in the ICU. Statement of the 5th International Consensus Conference in Critical Care: Brussels, april 2003". *Intensive care medicine*, vol. 30, núm 5, mayo, pp. 770-784.

Carrasco de Paula, I.; Mangione, M. 2006. "Comparación entre V. E. Frankl y Emmanuel Mounier: una reflexión antropológica y metodológica". *Medicina y Ética*, vol. 17, núm. 3, julio-septiembre del, pp. 177-188.

Carrasco de Paula, Ignacio. 2005. "El concepto de persona y su relevancia axiológica: los principios de la bioética personalista". *Medicina y Ética*, vol. 16, núm. 3, julio-septiembre.

Casas, Rosalía. 1988. "Potencial de la investigación biotecnológica agrícola en México". *Revista Mexicana de Sociología*, vol. 50, núm. 1, enero-marzo, pp. 121-146).

Cataldi, Roberto. 2003. *Manual de ética médica. Situaciones límite en Bioética. Error médico y mala praxis. Toma de decisiones médicas. Cómo dar las malas noticias. Paciente terminal y muerte digna. El dilema de la clonación.* Buenos Aires: Editorial Universidad.

Cavanaugh, Thomas. "Double Effect and the Ethical Significance of Distinct Volitional States". 1997. *Christian Bioethics*, vol. 3, núm. 2, agosto, pp. 131-148.

Cavanaugh, Thomas. 2003. "The Doctrine of Double Effect: Philosophers Debate a Controversial Moral Principle". P.A. Woodward. *The Philosophical Quarterly*, pp. 147-149.

Cely, Gilberto. 2002. *Dilemas bioéticos de la genética*, Bogotá: Editorial 3R.

Cely, Gilberto. 2001. *Gen-Ética. Donde la vida y la Ética se articulan.* Bogotá: Editorial 3R.

Ciccone, Lino. 1996. "La eutanasia y el principio de la inviolabilidad absoluta de toda vida humana inocente". En: Lucas, Ramón. *Comentario Interdisciplinar a la* Evangelium Vitae. Madrid: Biblioteca de Autores Cristianos, pp. 456-457.

Ciccone, Lino. 2005. *Bioética: historia, principios, cuestiones*, trad.: Antonio Esquivias, Madrid: Ediciones Palabra. (*Bioetica*, 2003).

Clancy, Donal. 1996. "El valor absoluto y relativo de la vida humana". En: Lucas, Ramón. *Comentario Interdisciplinar a la* Evangelium Vitae. Madrid: Biblioteca de Autores Cristianos, pp. 385-401.

Clarke, A.E.; Shim, J.K.; Mamo, L.; Fosekt, J.R.; Fishman, J. R. 2003. "Biomedicalization: Technoscientific Transformations of Health, Illness, and U.S. Biomedicine", *American Sociological Review*, vol. 68, núm. 2, abril, pp. 161-194).

Clarke, Cyril. 1999. *Genética humana. Principios básicos*, trad.: Manuel Guzmán Ortíz, México: Editorial Limusa. (*Human genetics and medicine*).

Cófreces, E.; García, R. 1998. *Teología Moral Fundamental.* Pamplona: Eunsa.

Cohen, M.; Nagel, E. 1968. *Introducción a la lógica y al método científico*, trad.: Néstor A. Míguez, Buenos Aires: Amorrortu Editores. (*An Introduction to Logic and Scientific Method*, 1934).

Colom, Enrique. 1976. *Dios y el obrar humano*. Pamplona: Universidad de Navarra.

Cooney, William. 1989. "Affirmative Action and the Doctrine of Double Effect". *Journal of Applied Philosophy*, vol. 6, núm. 2, pp. 201-204.

Coreth, Emerich. 1972. *Cuestiones fundamentales de Hermenéutica*, trad.: Manuel Balasch, Barcelona: Editorial Herder. (*Grundfragen der Hermeneutik*, 1969).

Coughlan, Michael. 1979. "¿Moral Evil without Consequences?" *Analysis*, vol. 39, núm. 1, enero.

Croft, William. 1995. "Autonomy and Functionalist Linguistics". *Language*, vol. 71, núm. 3, septiembre, pp. 490-532.

Cruz, Manuel. 1997. *Acción humana*. Barcelona: Ariel.

Cuervo, Fernando. 1995. *Principios morales de uso más frecuente*, 3ª ed. Madrid: Ediciones Rialp.

Challaye, Félicien. 1936. *Filosofía Moral*. Trad.: Emilio Huidobro y Edith Tech de Huidobro, Barcelona: Editorial Labor. (*Philosophie scientifique et Philosophie morale*).

Chan, David. 2000. "Intention and Responsibility in Double Effect Cases". *Ethical Theory & Moral Practice*, vol. 3, núm. 4, diciembre, pp. 405-434.

Chappell, Timothy. 2002. "Two Distinctions that Do make a Difference: the Action/ Omission Distinction and the Principle of Double Effect". *Philosophy*, vol. 77, núm. 300, abril, pp. 211-233.

Dawe, R.D. 1968. "Some Reflections on Hate and *Hamartia*". *Harvard Studies in Classical Philology*, vol. 72, pp. 89-123.

Day, Lisa. 2005. "Boundaries of Double Effect". *American Journal of Critical Care,* vol. 14, núm. 4, julio, pp. 334-338.

de Aquino, Tomás. 2003. *Del ente y la esencia. Del Reino*, trad.: Mons. Luis Lituma P., Alberto Wagner, Antonio D. Tursi, Buenos Aires: Editorial Losada. (*De ente et essentia. De regno ad regem Cypri*, 1254).

de Aquino, Tomás. 2001. *Suma de Teología*, Madrid: Biblioteca de Autores Cristianos.

Delaney, Neil Francis. 2008. "Two cheers for 'closeness': terror, targeting and double effect". *Philosophical Studies*, vol. 137, núm. 3, febrero, pp. 335-367.

Dennett, Daniel C. 1998. *La actitud intencional*, trad.: Daniel Zadunaisky, Barcelona, España: Gedisa (*The Intencional Stance*, 1987).

Dickenson, Donna L. 2000. "Are Medical Ethicists Out of Touch? Practitioner Attitudes in the US and UK towards Decisions at the End of Life". *Journal of Medical Ethics*, vol. 26, núm. 4, agosto, p. 254-260.

Díez, Domingo. 1891. *Clave de Teología Moral*, 5ª ed., ed. modifica: Francisco Manuel Malo, Librería Católica de don Gregorio del Amo.

Duff, Antony. 1982. "Intention, Responsibility and Double Effect". *The Philosophical Quarterly*, vol. 32, núm. 126, enero, pp. 1-16.

Echarri, Francisco. 1776. *Directorio Moral, vol. I*, modifica: Antonio López Muñóz, Murcia: Impreso por Felipe Teruel.

Elliot, Shinebourne. 1996. "Covert Video Surveillance and the Principle of Double Effect: a Response to Criticism", *Journal of Medical Ethics*, vol. 22, núm. 1, febrero.

Espinosa, R.; Martínez, F. 1981. *Ética General*. México: Imprenta Venecia.

Farrell, Martín. 1993. *La ética del aborto y la eutanasia*. Buenos Aires: Editorial Albeledo.

Fernández, Aurelio. 2004. *Diccionario de Teología Moral*. Burgos: Monte Carmelo.

Fernández, Aurelio. 2003. *Moral Fundamental. Iniciación teológica*. México: Nostra Ediciones.

Fernández, Aurelio. 1999. 3ª ed. *Teología Moral, vols. I-III*. Madrid: Facultad de Teología.

Ferrater, J. 2001. *Diccionario de Filosofía, vols. I-IV*. Barcelona: Ariel.

Ferreres, Juan. 1920. *Compendio de Teología Moral, vol. I*, Barcelona: Editor Eugenio Subirana.

Ficarrotta, J. Carl. 2007. "Double Effect Reasoning: Doing Good and Avoiding Evil", *Journal of Military Ethics*, vol. 6, núm. 3.

Filguera, Ambrosio. 1671. *Summa de casos de conciencia que se disputan en Teología moral*, 2ª ed., Madrid: Impreso por Melchor Sánchez.

Fingermann, Gregorio. 1950. *Metafísica y Ética*. Buenos Aires: El ateneo.

Finlay, Ilora. 2007. "Clarifying the Data on Double-Effect". *Palliative Medicine*, vol. 21, núm. 2, marzo.

Foot, Philippa. 2002. *Bondad natural. Una visión naturalista de la Ética*, trad: Ramon Vilà Vernis, Barcelona: Paidós Ibérica. (*Natural Goodness*, 2001).

Foot, Philippa. 1994. *Las virtudes y los vicios. Y otros ensayos de Filosofía Moral*, trad.: Claudia Martínez, México: Instituto de Investigaciones Filosóficas, UNAM. (*Virtues and Vices and other Essays in Moral Philosophy*, 1978).

Forbes, K.; Huxtable, R. 2006. "Clarifying the data on double effect". *Palliative Medicine*, vol. 20, núm. 4, junio.

Forman, E.; Ekman, R. 1998. *Dilemas éticos en pediatría. Una aproximación a través del estudio de casos*, trad.: Adolfo Negrotto, México: Paidós. (*Ethical Dilemmas in Pediatrics. A Case Study Approach*, 1995).

Gafo, Javier, editor. 1988. *Fundamentación de la Bioética y manipulación genética*. Madrid Universidad Pontificia Comillas de Madrid.

García, Jesús. 2001. *Metafísica Tomista*. Navarra, España: EUNSA.

García, Juan José. "El principio del doble efecto en el *ius in bello*. *Scripta Theologica*, UNAV, Vol. 46, 2014

García, Manuel. 2003. *Lecciones Preliminares de Filosofía*. México: Editores Mexicanos Unidos.

García-Gallo, Alfonso. 1997. *Atlas histórico-jurídico*, México: PGJ - Instituto de Investigaciones jurídicas, UNAM - Grupo editorial Miguel Ángel Porrúa.

Génicot, Eduardus. 1912. *Institutiones Theologiae Moralis, vols. I-II*, 7ª ed., Bruxells: Editor A. Dewit.

Ghoos, J. 1951. "L'acte a double effet: étude de théologie positive". *Ephemerides theologicae lovanienses*, vol. 27, marzo.

Gilbert, J.; Kirkham, S. 1999. "Double Effect, Double Bind or Double Speak?" *Palliative Medicine*, vol. 13, núm. 5.

Goldworth, Amnon. 2008. "Deception and the Principle of Double Effect". *Cambridge Quarterly of Healthcare Ethics*, vol. 17, núm. 4, octubre.

Gómez, J.E.; Lepe C.; Paniagua, F.J. 2001. *En torno a la verdad y los derechos humanos. Una invitación a la reflexión*. México: Coordinación de Publicaciones Académicas, Universidad Anáhuac.

Gómez, José Enrique. 2003. *La eutanasia*. México: Universidad Anáhuac.

Gómez, José Enrique. 2005. *Lógica ilógica. Ejercicios prácticos para razonar*, México: Editorial Selector.

Gómez, Manuel. 2005. *Eutanasia: debates, postura y ética*. México: Instituto Mexicano de Doctrina Social Cristiana.

Gómez-Lobo, Alfonso. 1989. "The *Ergon* Inference". *Phronesis*, vol. 34, núm. 2, pp. 170-184.

González, Diego. 1757. *Suma moral en la que se da instrucción sólida y clara en los principios y doctrinas morales, vol. I*, Pamplona: Imprenta de Martín Joseph de Rada.

Grisez, Germain; Shaw, Russell. 2000. *Ser persona, Curso de Ética*, trad.: Manuel Alcázar García, Madrid: Rialp. (*Beyond the New Morality. The Responsibilities of Freedom*, 1974).

Gross, Michael L. 2005-2006. "Killing Civilians Intentionally: Double Effect, Reprisal, and Necessity in the Middle East". *Political Science Quarterly*, vol. 120, núm. 4, pp. 555-580.

Guardini, Romano. 1939. *Mundo y persona. Ensayos para una teoría cristiana del hombre*, trad.: José Luis González, Madrid: Ediciones Encuentro, (*Welt und person. Versuche zur christlichen lebre vom menschen*).

Guerrero, Luis I. *Lógica. El razonamiento deductivo formal*. México: Publicaciones Cruz O.

Gunthor, Anselmo. 1971. *La moral de situación: decisiones morales en contra de la ley*, trad.: Arrate Echániz e Iñaki Aizpurua, Madrid: Ediciones Paulinas. (*Wort und Weisung*, 1971).

Gustafson, James M. 1965. "Context Versus Principles: A Misplaced Debate in Christian Ethics". *The Harvard Theological Review*, vol. 58, núm. 2, abril.

Guzzetti, Giovanni. 1968. *Moral general, vol. I*, trad.: Ángel Sáiz, Bilbao: Mensajero (*Morale Generale*).

Hare, R.M. 1999. *Ordenando la Ética. Una clasificación de las teorías éticas*, trad.: Joan Vergés Gifra, Barcelona: Editorial Ariel (*Sorting out Ethics*, 1997).

Hart, H.L.A. "Rawls on Liberty and its Priority". 1973. *The University of Chicago Law Review*, vol. 40, núm. 3.

Harris, Edward A. 1991. "Fighting Philosophical Anarchism with Fairness: the Moral Claims of Law in the Liberal State". *Columbia Law Review*, vol. 91, núm. 4, mayo.

Hasenjaeger, Gisbert. 1968. *Conceptos y problemas de la lógica moderna*, trad.: Manuel Sacristán. Barcelona: Editorial Labor. (*Einführung in die Grundbegriffe und probleme der modernen logik*).

Hawryluck, L.A.; Harvey, W.R.C. 2000. "Analgesia, Virtue, and the Principle of Double Effect", *Journal of Palliative Care*, vol. 16, octubre.

Hazout, Ilan. 1995. "Action Nominalizations and the Lexicalist Hypothesis", *Natural Language & Linguistic Theory*, vol. 13, núm. 3, Special Hebrew Issue, agosto, pp. 355-404.

Heidegger, Martín. 1996. *¿Qué es metafísica? Y otros ensayos*, trad.: Xavier Zubiri, Buenos Aires: Ediciones Fausto (*Was ist metaphysik?*, 1930).

Heidegger, Martín. 1998. *Introducción a la Metafísica*, trad.: Angela Ackermann Pilári, Barcelona: Editorial Gedisa, (*Einführung in die Metaphysik*, 1987).

Heidegger, Martín. 2000. *Ontología. Hermenéutica de la facticidad*, trad.: Jaime Aspiunza, Madrid: Alianza Editorial, (*Ontologie Hermeneutik der faktizität*,1982).

Henriquez, Henrico. 1600. *Summae Theologiae Moralis*. Venetiis: Apud Damianum Zenarum.

Hessen, Johannes. 1962. *Tratado de Filosofía*, trad.: Lucía Prossek Prebisch, Buenos Aires: Editorial Sudamericana. (*Lehrbuch der Philosophie*, 1949).

Hildebrand, Dietrich von. 1997. *Ética*, trad.: Juan José García Norro, Madrid: Ediciones Encuentro. (*Ethik*, 1983).

Hills, Alison. 2003. "Defending Double Effect". *Philosophical Studies*, vol. 116, núm. 2, noviembre, pp. 133-152.

Hills, Alison. 2007. "Intentions, foreseen Consequences and the Doctrine of Double Effect". *Philosophical Studies*, vol. 133, núm. 2, marzo, pp. 257-283.

Hirsch, Andrew von. "Proportionality in the Philosophy of Punishment". *Crime and Justice*, vol. 16, 1992, pp. 55-98.

Hoffman, Robert. 1984. "Intention, Double Effect, and Single Result". *Philosophy and Phenomenological Research*, vol. 44, No. 3, marzo, pp. 389-393.

Hull, Richard. 2000. "Deconstructing the Doctrine of Double Effect", *Ethical Theory & Moral Practice*, vol. 3, núm. 2, junio, pp. 195-207.

Hutchinson, A.C.; Petter, A. 1988. "Private Rights / Public Wrongs: the Liberal lie of the Charter". *The University of Toronto Law Journal*, vol. 38, núm. 3, pp. 278-297.

Huxtable, Richard. 2004. "Get Out of Jail Free? The Doctrine of Double Effect in English Law". *Palliative Medicine*, vol. 18, núm. 1, enero, pp. 62-68.

Hyppolite, Jean. 1996. *Lógica y existencia*, trad.: Luisa Medrano, Barcelona: Herder. (*Lógica y existencia*, 1952).

Ikonicoff, Moisés. 1973. "Las etapas de la prospectiva". *Desarrollo Económico*, vol. 12, núm. 48 enero-marzo, pp. 915-921.

James, William. 2000. *Pragmatismo. Un nuevo nombre para viejas formas de pensar*, Ramón del Castillo, Madrid: Alianza Editorial. (*Pragmatism: A New Name for Some Old Ways of Thinking*, 1907).

Joannis, a S. Thoma. 1886. *Tractatus De bonitate et malitia actuum humanorum*. En: *Cursus Theologicus vol. VI*, disp 11, a. 6, n. 33, París: Ludovicus Vives Editor.

Jonas, Hans. 1995. *El principio de responsabilidad. Ensayo de una ética para la civilización tecnológica*, trad: Javier Ma. Fernández Retanga. Barcelona: Editorial Herder. (*Das prinzip Verantwortung*, 1988, 8ª ed.).

Jonsen, A.; Alexander, S.; Swazey, J.; Reich, W. Veatch, R.; Callahan, D.; Beauchamp, T.; Hauerwas, S.; Couser, D.; Rothman, D.; Fox, D.; Reiser, S.; Caplan, A. 1993. "The Birth of Bioethics" (Special Supplement). *The Hastings Center Report*, vol. 23, núm. 6, noviembre-diciembre de , pp. S1-S16.

Jordan, Jeff. 1990. "The Doctrine of Double Effect and Affirmative Action". *Journal of Applied Philosophy*, vol. 7, núm 2, pp. 213-216.

Joseph, Antonio. 1791. *Compendium Salmaticense: Universae Theologiae Moralis, vols. I-II*, 4ª ed., Pompelonae: Apud Benedictum Cosculluela et Joseph Longas.

Joseph, Antonio. 1787. *Nuevo aspecto de Teología médico-moral y ambos derechos, o paradoxas físico-teológico legales*, 3ª ed. Madrid: Impreso por Benito Cano, paradoxa 13, números marginales 1-71.

Kamm, F.M. 1999. "Physician-Assisted Suicide, The Doctrine of Double Effect, and the Ground of Value". *Ethics*, vol. 109, núm. 3, abril, pp. 586-605.

Kamm, M.; Harris, J. 2000. "The doctrine of triple effect and why a rational agent need not intend the means to his end". *Proceedings of the Aristotelian Society, Supplementary Volumes*, vol. 74, pp. 21 -39.

Kaufman, Whitley. 2000. "On A Purported Error about The Doctrine of Double Effect: A Reply to Sophie Botros". *Philosophy*, vol. 75, núm. 292, abril, pp. 283-295.

Keenan, James. "The Function of The Principle of Double Effect". 1993. *Theological Studies*, vol. 54, núm. 2, junio.

Kennedy, Judith. 2004. "The Rule of Double Effect and its Role in Facilitating Good End-of-Life Palliative Care (A Help or A Hindrance?)", *Journal of hospice and palliative nursing*, vol. 6, núm. 2, abril-junio, pp. 125-135.

Kenny, Anthony. 2000. *La metafísica de la mente. Filosofía, Psicología, Lingüística*, trad.: Francisco Rodríguez Consuegra, Barcelona: Paidós Ibérica (*The metaphysics of mind*, 1989).

Keys, Mary M. 2001. 2001. "Aquinas's Two Pedagogies: A Reconsideration of The Relation Between Law and Moral Virtue". *American Journal of Political Science*, vol. 45, núm. 3, julio, pp. 519-531.

Knauer, Peter. 1989. *Para comprender nuestra fe*, trad.: Gerardo Venegas Beltrán y Pedro Antonio Flórez Echevarry, México: Universidad Iberoamericana-Librería Parroquial de Clavería. (*Unseren Glauben verstehen*, 1986).

Kolakowsky, Leszek. 1996. *Dios no nos debe nada*, trad: Susana Mactley Marín, Barcelona: Editorial Herder. (*God Owes us Nothing*, 1995).

Lalande, André. 1966. *Vocabulario técnico y crítico de la filosofía*, 2ª ed., trad.: Luis Alfonso y Oberdan Caletti, Buenos Aires: Editorial El Ateneo, (*Vocabulaire Technique et critique de la Philosophie*, 1962).

Lanza A.; Palazzini P. 1958. *Principios de Teología Moral, vol. I*, trad.: J.M. Pavón Ruíz, Madrid: Rialp. (*Principi di Teologia Morale I. Teologia morale generale*, 1952).

Lee, Steven. 2004. "Double Effect, Double Intention, and Asymmetric Warfare". *Journal of Military Ethics*, vol. 3, núm. 3, noviembre, pp. 233-251.

Levy, Sanford S. 1987. "Paul Ramsey and the Rule of Double Effect". *Journal of Religious Ethics*, vol. 15, núm. 1.

Lewandowski, Theodor. 1995. *Diccionario de lingüística*, trad.: Ma. Luz García-Denche Navarro-Enrique Bernárdez, Madrid: Ediciones Cátedra. (*Linguistisches Wörterbuch*).

Ligorio, Alphonsi Mariae de. 1876. *Theología Moralis I*. Matriti: Apud la Riva.

Lockwood, M.; Aanscombe, G.E.M. 1983. "Sins of Omission? The Non-Treatment of Controls in Clinical Trials". *Proceedings of the Aristotelian Society*, Supplementary Volumes, vol. 57, pp. 207-227.

López, Domingo. 2007. *Fenomenología de la sacralidad de la vida*. México: Tesis Presentada en el Instituto Juan Pablo II.

López, Eduardo. 1990. *Ética y vida*. Madrid: San Pablo.

Lucas, Ramón. 1993. *El Hombre espíritu encarnado (Compendio de Filosofía del Hombre)*, Madrid: Atenas.

MacIntyre, Alasdair. 1992. *Tres Versiones Rivales de la Ética*, trad.: Rogelio Rovira, Madrid: Ediciones Rialp (*Three Rival Versions of Moral Enquiry*, 1990).

Maker, Rita L. 2011. "End of life decisions and Double effect". *The National Catholic Bioethics Quarterly*, Spring, p. 111.

Mangan, Joseph. 1949. "A Historical Analysis of The Principle of Double Effect". *Theological Studies*, vol. 10, núm. 1, marzo, pp. 41-61.

Mapel, David. 2001. "Revising The Doctrine of Double Effect". *Journal of Applied Philosophy*, vol. 18, núm. 3, pp. 257-272.

Marc, C.L.; Gestermann, X. 1933. *Institutiones morales Alphonsianae*, 19ª ed., Luguduni-Lutetiae Parisiorum: Emmanuel Vitte.

Marechal, Albert. 1970. *Realizarse en la acción. Hacia la persona concreta*, trad.: Ramiro Gual, Barcelona: Editorial Nova Terra.

Marshall, Patricia A. 1992. "Anthropology and Bioethics". *Medical Anthropology Quarterly, New Series*, vol. 6, núm. 1, marzo.

Masek, Lawrence. 2006. "Deadly Drugs and The Doctrine of Double Effect: A Reply to Tully". *Journal of Business Ethics*, vol. 68, núm. 2, octubre.

Masek, Lawrence. 2000. "The Doctrine of Double Effect, Deadly Drugs, and Business Ethics". *Business Ethics Quarterly*, vol. 10, núm. 2, pp. 183-495.

Massini, Carlos I. 2002. "Principios bioéticos, absolutos morales y el caso de la clonación humana". En: AAVV. *II Simposium universitario. La bioética. Un reto del tercer milenio*. México: Instituto de Investigaciones Jurídicas, UNAM-Universidad Panamericana, pp. 62-64.

Mastrio, Bartholomaeo. 1723. *Theología Moralis*, 6ª ed., Venetiis: Apud Antonium Mora.

McCormick, Richard A. "Bioethics in The Public Forum". 1983. *The Milbank Memorial Fund Quarterly. Health and Society*, vol. 61, núm. 1, Special Issue, *The Problem of personhood: Biomedical, Social, Legal, and Policy Views*, pp. 113-126.

McCormick, Richard. 1989. "Theology and Bioethics". *The Hastings Center Report*, vol. 19, núm. 2, marzo-abril, pp. 5-10.

McIntyre, Alison. 2001. "Doing Away with Double Effect". *Ethics*, vol. 111, núm. 2, enero.

Mele, Alfred. 2003. "Intentional Action: Controversies, Data, and Core Hypotheses". *Philosophical Psychology*, vol. 16, núm. 2, junio.

Melina, Livio. 1996. "La cooperación en acciones moralmente malas contra la vida humana". En: LUCAS, Ramón. *Comentario Interdisciplinar a la* Evangelium Vitae, Madrid: Biblioteca de Autores Cristianos, pp. 467-490.

Melina, Livio. 2001. *El actuar moral del hombre. Moral especial,* trad.: Miguel Montes (italiano); Miguel Antolí Guarch (alemán), Valencia (España): EDICEP.

Merkelbach, Benedictus Henricus. 1938. *Summa Theologiae Moralis, vol. I*, 3ª ed. Pasisiis: Desclée de Brouwer et Soc.

Messina de Estrella, Graciela. 1998. *Bioderecho. Biotecnología. Técnicas de procreación asistida. Ingeniería genética. Responsabilidad civil. Derecho comparado. Convenciones, pactos y declaraciones internacionales,* Buenos Aires: Abeledo-Perrot.

Michelman, Frank. 1982. "Universal Resident Suffrage: A Liberal Defense". *University of Pennsylvania Law Review*, vol. 130, núm. 6, junio, pp. 1581-1588.

Mieth, D. 1976. "La experiencia humana. Hacia una teoría del modelo ético", trad.: A. de la Fuente, *Concilium*, vol. 12 (III), núm. 120, diciembre, pp. 478-502.

Mifsud, Tony. 1996. *Moral Fundamental (El discernimiento cristiano), vol. I*, México-Bogotá: Consejo Episcopal Lationamericano-Conferencia del Episcopado Mexicano.

Millán-Puelles, Antonio. 2001. *Fundamentos de Filosofía*, 14ª ed. Madrid: Ediciones Rialp.

Millán-Puelles, Antonio. 2002. *La lógica de los conceptos metafísicos,* Madrid: Rialp.

Mirkes, Renee. 2002. "The Oral Contraceptive Pill and The Principle of Double Effect". *Ethics & Medicine*, vol. 18, núm. 2.

MONTALDI, Daniel. 1986. "A Defense of St. Thomas and The Principle of Double Effect". *Journal of Religious Ethics*, vol. 14, núm. 2.

Montánchez, Jesús. 1947. *Teología Moral.* Buenos Aires: Editorial Poblet.

Morán, José M. 1883. *Teología Moral, vols. I-III.* Madrid: Librería de la viuda e hijo-Librería de Del amo.

Mounier, Emmanuel. 2002. *El Personalismo. Antología esencial*, trad.: Carlos Díaz, Tomás Domingo, Agustín Domingo, Ma. Dolores Hoyos, Isaac González, Domingo Vallejo, Juan Carlos Vila, José Luis Martín, Michèle Berger, Pedro Ortega, González Tejerina, José Ángel Moreno, Carmen Pitarque, Salamanca: Ediciones Sígueme.

Müller, Ernesto. 1925. *Theologia Moralis,* 10ª ed. Ratisbonae: Sumptibus et typis Friderici Pustet.

Nabert, Jean. 1997. *Ensayo sobre el mal,* trad.: José Demetrio Jiménez, Madrid: Caparrós Editores. (*Essai sur le mal,* 1955).

Noldin, H. 1929. *De Principiis Theologiae Moralis, I-IV*, 20ª ed. Modifica: A. Schmitt, Oeniponte Austria: Apud Fridericum Pustet, pp. 224-247.

Obiglio, Hugo. 1998. *Principios de Bioética*, Buenos Aires: Fundación Alberto J. Roemmers.

Odozor, Paulinus. 1997. "Proportionalists and The Principle of Double Effect: A Review Discussion". *Christian Bioethics*, vol. 3, núm. 2, agosto.

Olivé, León. 2000. *El bien, el mal y la razón. Facetas de la ciencia y de la tecnología*. México: Paidós-UNAM.

Orayen, Raúl. 1989. *Lógica, significado y ontología*. México: Instituto de Investigaciones Filosóficas, UNAM.

Ortega, David. 1985. *Diccionario analógico de la lengua española. Thesaurus, Gran Sopena de sinónimos, antónimos y asociación de ideas*. Editorial Ramón Sopena.

Otero, Gerardo. 1991. "The Coming Revolution of Biotechnology: A Critique of Buttel". *Sociological Forum*, vol. 6, núm. 3, septiembre, pp. 551-565.

Otsuka, Michael. 2008. "Double Effect, Triple Effect and The Trolley Problem: Squaring The Circle in Looping Cases". *Utilitas,* vol. 20, núm. 1, marzo.

Pabon, José. 1982. *Diccionario manual griego-español*, 15ª ed. Barcelona: Biblograf.

Pacomio I.; Ardusso; Ferreti, G.; Ghilberti, G.; Moiolig; Mosso, D.; Piana G.; Serenthà, I. 1987. *Diccionario Teológico Interdisciplinar IV*, trad.: Alfonso Ortíz, Salamanca: Ediciones Sígueme. (*Dizionario teológico interdisplinare*, 1977).

Palazzani, Laura. 1997. "El concepto de persona en el debate bioético y biojurídico actual". *Medicina y Ética*, vol. 8, núm. 1, enero-marzo.

Pallares, Eduardo. 1964. *Diccionario de Filosofía*, México Editorial Porrúa.

Parker, Sybil. 1997. *Enciclopedia McGraw-Hill de Ciencia y tecnología, V*. México: Mcraw-Hill. (McGraw-Hillconcise Encyclopedia of science & technology, 1994).

Pimentel, Julio. 1999. *Diccionario latín-español. Español-latín*, 4ª ed. México: Porrúa.

Pimienta, Julio. 2007. *Metodología constructivista. Guía para la planeación docente*, 2ª ed., México: Prentice Hall.

Pinckaers, Servais. 1971. *La Renovación de la Moral*, trad.: Pedro Recuenco, México-Navarra: Parroquial-Verbo Divino. (*La Renouveau de la Morale*, 1968).

Popper, Karl. 1998. *Los dos problemas fundamentales en Epistemología. Basado en manuscritos de los años 1930-1933*, trad.: Ma. Asunción Albisu Aparicio, Madrid: Tecnos. (*Die beiden Grundprobleme der Erkenntnistheorie. Aufgrund von Manuskripten aus den Jahren 1930-1937*, 1980).

Predelli, Stefano. 2004. "Bombers: Some Comments on Double Effect and Harmful Involvement". *Journal of Military Ethics*, vol. 3, núm. 1, enero, p. 16-26.

Prümmer, Dominicus. 1923. *Manuale Theologiae Moralis I-III*, 3ª ed., Friburgi Brisgoviae: Herder & Co.

Prusak, Bernard G. 2005. "Rethinking 'Liberal Eugenics': Reflections and Questions on Habermas on Bioethics", *The Hastings Center Report*, vol. 35, núm. 6, noviembre-diciembre, pp. 31-42.

Putnam, Hilary. 1983. *Lo analítico y lo sintético.* México: Instituto de Investigaciones Filosóficas, UNAM.

Putnam, Hilary. 1995. *Pragmatism.* Cambridge (USA)-Oxford (UK): Blackwell.

Quill, T.E.; Dresser, R.; Brock, D. 1997. "The Rule of Double Effect. A Critique of its Role in End-of-Life Decision Making", *The New England Journal of Medicine*, vol. 337, núm. 24, diciembre, pp. 1768-1771.

Quill, Timothy. 1998. "Principle of Double Effect and End-of-Life Pain Management: Additional Myths and A Limited Role". *Journal of Palliative Medicine*, vol. 1, núm. 4.

Quinn, Warren S. 1989. "Actions, Intentions and Consequences: The Doctrine of Double Effect". *Philosophy and Public Affairs*, vol. 18, núm. 4, , pp. 334-351.

Ramsey, Paul. 1976. "The Enforcement of Morals: nonTherapeutic Research on Children". *The Hastings Center Report*, vol. 6, núm. 4, agosto, pp. 21-30.

Ramsey, Paul. 1971. "The Wedge: not so Simple". *The Hastings Center Report*, vol. 1, núm. 3, diciembre, pp. 11-12.

Raeymaeker, Luis de. 1968. *Filosofía del ser. Ensayo de síntesis metafísica*, trad.: María Dolores Mouton y Valentín García Yebra. Madrid: Editorial Gredos, (*Philosophie de l'être, essai de synthèse métaphisique*).

Ramsey, P.; McCormick, R. 1987. "Ramsey and McCormick, Revisited". *The Hastings Center Report*, vol. 17, núm. 1, febrero.

Rawls, John. 1997. "The Idea of Public Reason Revisited". *The University of Chicago Law Review*, vol. 64, núm. 3.

Reale, G.; Antiseri, D. 1988. *Historia del Pensamiento Filosófico y Científico II*, 2ª. ed., trad.: Juan Andrés Iglesias, Barcelona: Herder (*Il pensiero occidentale dalle origini ad oggi*, 1985).

Reibetanz, Sophia. 1998. "A Problem for the Doctrine of Double Effect". *Proceedings of the Aristotelian Society*, vol. 98, núm. 2, abril, pp. 217-223.

Reich, W.; Veatch, R.; Callahan, D.; Beauchamp, T. Hauerwas, S.; Clouser, D.; Rothman, D.; Fox, D.; Reiser, S. Caplan, A. 1993. "The birth of Bioethics" (Special Supplement). *The Hastings Center Report*, vol. 23, núm. 6, noviembre-diciembre, pp. S1-S16.

Reiffenstuel, Anacleti. 1773. *Theología Moralis.* Venezia-Italia: Apud Remondini, Bassani.

Reilly, Richard. 2003 "Conscience, Citizenship and Global Responsibilities". *Buddhist-Christian Studies*, vol. 23, , pp. 117-131.

Rescher, Nicholas. 1981 *Sistematización cognoscitiva*, trad.: Carlos Rafaél Luis. México: Siglo XXI Editores. (*Cognitive Sistematization. A Systems-Theoretic Approach to A Coherentist Theory of Knowledge*, 1979).

Rhonheimer, Martín. 1996. "Anticoncepción, mentalidad anticonceptiva y cultura del aborto: valoraciones y conexiones". En: Lucas, Ramón. *Comentario Interdisciplinar a la* Evangelium Vitae, Madrid: Biblioteca de Autores Cristianos.

Rhonheimer, Martín. 2000. *La perspectiva de la moral. Fundamentos de la ética filosófica*, trad.: José Carlos Mardomingo, Madrid: RIALP. (*Die perspektive der moral. Grundlagen der philosophischen ethik*, 1994).

Richards, Norvin. 1984. "Double Effect and Moral Character". *Mind, New Series*, vol. 93, núm. 371, julio, pp. 381-397.

Rodríguez, Ángel. 2004. *Ética General*, 5ª ed., Pamplona-Navarra: EUNSA.

Rodríguez, Ángel. 2006. "Reflexiones éticas sobre las vacunas elaboradas a partir de células provenientes de fetos humanos abortados". *Medicina y Ética*, vol. 17, núm. 2, abril-junio, pp. 85-97.

Rodríguez, Manuel. 1612. *Obras Morales III*, Salamanca: Emprenta de Fiego Cufsio.

Rogers, Carl. 2000. *El proceso de convertirse en persona*, trad.: Liliana R. Wainberg, México: Editorial Paidós, (*On Becoming A Person*, 1961).

Rogers, K. 1920. "Principles in Ethics I". *The Philosophical Review*, vol. 29, núm. 6, noviembre, pp. 511-529.

Rossi, L.; Valsecchi, A. 1980. *Diccionario Enciclopédico de Teología Moral*, 4ª ed., Madrid: Ediciones Paulinas.

Sádaba, Javier. 2004. *Principios de bioética laica*. Barcleona: Editorial Gedisa.

Sánchez, Urbano. 1993. *Antiguos y modernos principios en la Teología Moral*. México: Universidad Pontificia de México.

Sayés, José A. 1997. *Antropología Moral. De la 'nueva moral' a la* Veritatis Splendor, Madrid: Ediciones Palabra.

Scott, M. 1999. *La negación del alma. El problema de la eutanasia*, trad.: Elizabeth Casals, Buenos Aires: Emecé Editores. (*Denial of the soul*, 1977).

Schaff, Adam. 2001. "La relación cognoscitiva. El proceso de conocimiento. La verdad". En: Rivadeo, Ana María. *Introducción a la Epistemología*. México: Universidad Nacional Autónoma de México, Campus Acatlán.

Scheler, Max. 2001. *Ética. Nuevo ensayo de fundamentación de un personalismo ético*, trad.: Hilario Rodríguez Sanz, Madrid: Caparrós Editores. (*Der formalismus in der Ethik und die materiale wertethik. -Neuer versuch der grundlegung eines ethischen personalismus*, 1913).

Schüler, B. 1976. "Modos de fundamentar las normas morales", trad.: J. L. Zubizarreta, *Concilium*, vol. 12 (III), núm. 120, diciembre, pp. 535-548.

Sgreccia, Elio. 1996. *Manual de Bioética*, trad.: V.M. Fernández. México: Diana. (*Manuale di Bioetica*, 1994).

Shaw, A. B. 2002. "Two Challenges to the Double Effect Doctrine: Euthanasia and Abortion", *Journal of Medical Ethics*, vol 28, núm 2, abril.

Sinnott-Armstrong, W.; Mallon, R.; McCoy, T.; Hull, J.G. 2008. "Intention, Temporal Order, and Moral Judgments". *Mind & Language,* vol. 23, núm. 1, febrero, pp. 90-106.

Smith, Ian. "A New Defense of Quinn's Principle of Double Effect". *Journal of Social Philosophy*, vol. 38, núm. 2, 2007, 349-364.

Solomon, J. Fisher. 1988. "Between Determinism and Indeterminism: Notes Toward A Potentialist Metaphysics". *SubStance*, vol. 17, núm. 1, pp. 18-32.

Spielthenner, Georg. 2008. "The Principle of Double Effect as A Guide for Medical Decision-Making". *Med Health Care and Philos*, vol. 11, pp. 465–473.

Stangl, Rebecca. 2009. "Plan B and The Doctrine of Double Effect". *The Hastings Center Report*, vol. 39, núm. 4, julio-agosto, pp. 21-26.

Steinhoff, Uwe. 2006. "Yet Another Revised DDE? A Note on David K. Chan's DDEd". *Ethical Theory & Moral Practice*, vol. 9, núm. 2, marzo, pp. 231-236.

Sulmasy, Daniel. 2000. "Commentary: Double Effect-Intention is The Solution, Not The Problem". *Journal of Law, Medicine & Ethics*, vol. 28, núm. 1.

Therrien, Michel. "Did the Principle of Double Effect Justify the Separation?". *National Catholics Bioethics Quarterly*, Autumm 2001.

Thomson, Judith Jarvis. 2008. "Turning The Trolley". *Philosophy & Public Affairs*, vol. 36, núm. 4, septiembre, pp. 359-374.

Torralba, Francesc. 2005. *¿Qué es la dignidad humana? Un ensayo sobre Peter Singer, Hugo Tristram Engelhardt y John Harris*, Barcelona: Herder.

Tully, Patrick A. 2005. "The Doctrine of Double Effect and the Question of Constraints on Business Decisions". *Journal of Business Ethics*, vol. 58, núm. 1-3, abril - Part 2, pp. 51-63.

Uniacke, Suzanne. 2009. "Double effect, Principle of". En: E. Craig (Ed.), *Routledge Encyclopedia of Philosophy*, diciembre, disponible en sitio de internet: http://www.rep.routledge.com/article/L017.

Valenzuela, Carlos, Y. "Aproximación ética científica al doble efecto o único bien posible en al aborto terapéutico", *Acta Bioethica*, 2016; 22 (2): 183.

Varceno, Gabriele de. 1884. *Compendium Theologiae Moralis, vols. I-II*, 7ª ed., Ex typographia pontificia et archiepiscopali, Augustae Taurinorum.

Vásquez, E. 1996. "El principio del doble efecto". *Revista teológica limense*, vol. 30, núm. 1, pp. 77-94.

Vélez, J. 1981. "Hacia una moral fundamental bíblico-cristológica, religioso-personalista, y dialógico-responsorial (OT 16)". *Estudios eclesiásticos*, vol. 56, núms. 218-219, julio-diciembre, pp. 1177-1317.

Vermeersch, Arthurus. 1926. *Theologiae Moralis I-II*, Pasisiis-Romae: Edita Charles Beyaert, pp. 324.

Vernaux, R. 1988. *Epistemología general o crítica del conocimiento*, trad.: Luisa Medrano, Barcelona: Herder. (*Epistémologie générale ou Critique de la connaissance*).

Vidal, Marciano. 2000. *Diccionario de Ética Teológica*, Estella (Navarra): Editorial Verbo Divino, 2ª ed.

Vidal, Marciano. 2000. *Dios misericordioso y conciencia moral*, Madrid: PS-Editorial.

Vilanova, José M. *Proyecto existencial y programa de existencia. Ideas para una fenomenología del obrar humano y de la razón práctica*, Buenos Aires: Editorial Astrea.

Villalpando, José Manuel. 1997. *Manual moderno de lógica*. México: Editorial Porrúa.

Walen, Alec. 2004. "Permissibly Encouraging The Impermissible". *Journal of Value Inquiry*, vol. 38, núm. 3.

Walzer, Michael. 2001. *Guerras justas e injustas. Un razonamiento moral con ejemplos históricos*, trad.: Tomás Fernández Aúz, Beatriz Eguibar, Barcelona: Paidós. (*Just and Unjust Wars*, 1997).

Warnock, Mary. 2002. *Guía ética para personas inteligentes*, trad.: Pedro Tena, México: Fondo de Cultura Económica. (*An Intelligent Person's Guide to Ethics*, 1998).

Wenkel, David. 2006. "Separation of conjoined twins and the principle of double effect". *Christian Bioethics*, 12, pp. 291-300.

Williams, Gerald. 2006. "Schiavo & Double Effect". *Commonweal*, vol. 133, núm. 7, julio.

Williams, Glenys. 2001. "The principle of double effect and terminal sedation". *Medical Law Review*, vol. 9, núm. 1.

Wittgenstein, Ludwig. 1989. *Conferencias sobre Ética*, Barcelona-Buenos Aires-México: Paidós - ICE. - UAB.

Young, Stephen. 2006. *Capitalismo moral. Cómo reconciliar el interés privado con el bien público*. México: Universidad Iberoamericana. (*Moral Capitalism: Reconciling Private Interest with The Public Good*, 2003).

Zubiri, Javier. 1963. *Sobre la esencia*, 3ª ed., Madrid: Sociedad de Estudios y publicaciones.

AUSCULTA FILI VERBA MAGISTRI

El Principio Del Doble Efecto: Análisis y Aplicaciones
de José Enrique Gómez Álvarez y Domingo López Rodríguez
en Aliosventos Ediciones AC
Se imprime bajo demanda a través de Amazon en España, Estados Unidos,
Francia, Italia, Japón y Reino Unido. En México, se Imprimió En los Talleres
de Groppe Imprenta, en Calle Hospital 2295A, Ladrón de Guevara, CP 44600
Guadalajara, Jalisco.

En su composición se utilizaron fuentes de las familias
Aktive grotesque y Cardo

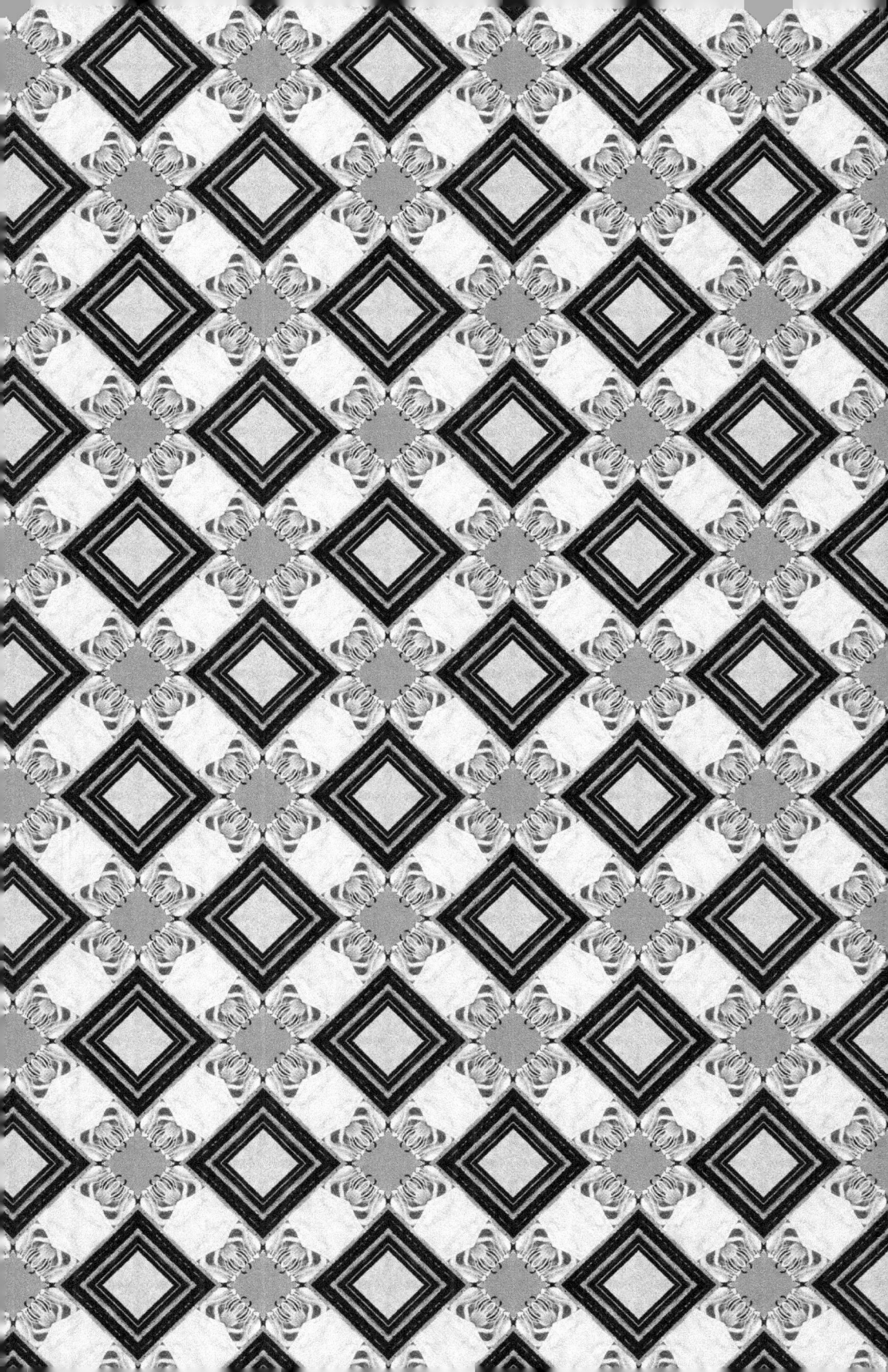

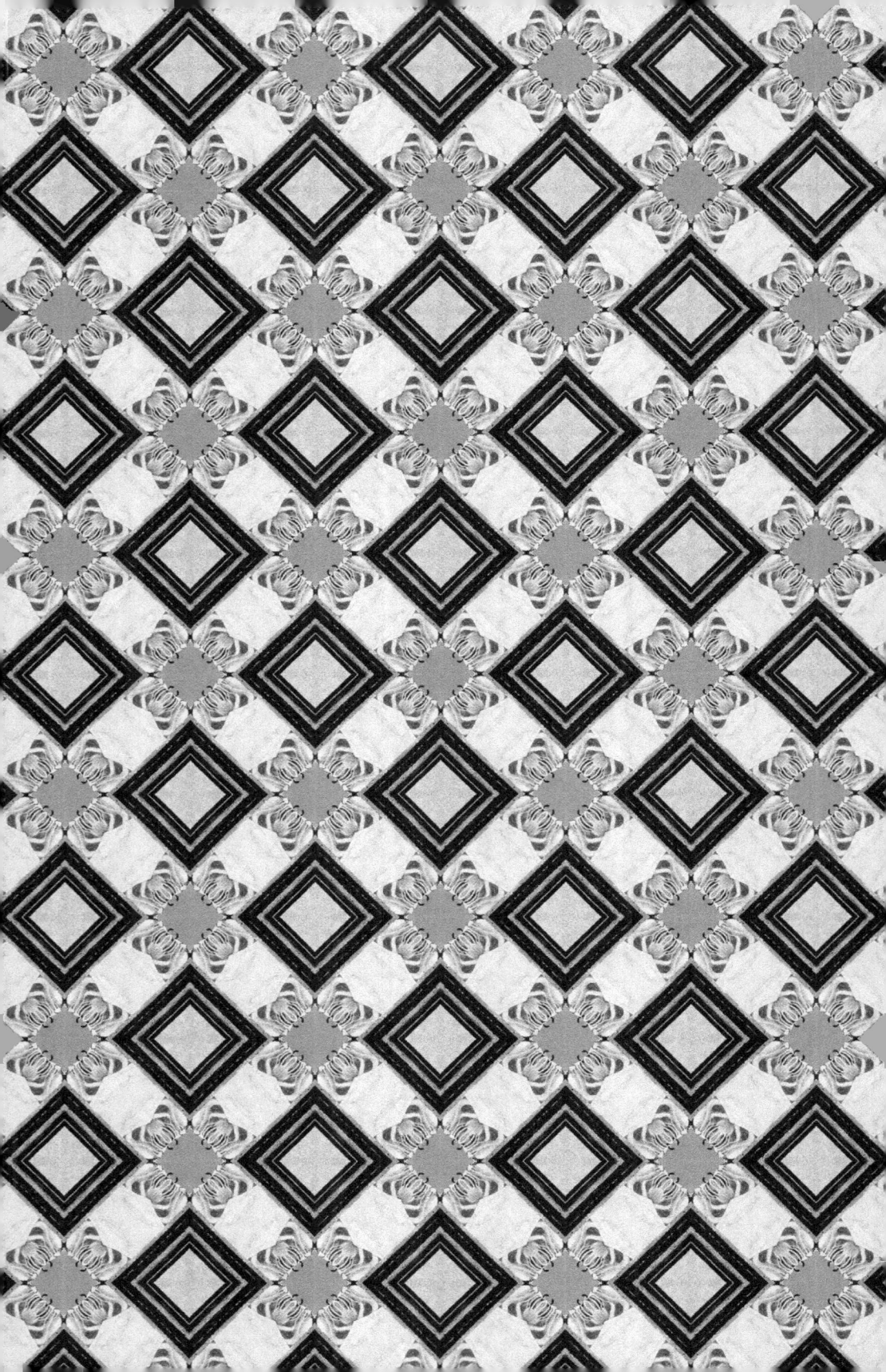

www.ingramcontent.com/pod-product-compliance
Lightning Source LLC
Chambersburg PA
CBHW070438180526
45158CB00019B/1545